Dr. Peter Liffler
SENSIBLE SEELE, SENSIBLER KÖRPER

Dr. Peter Liffler

SENSIBLE SEELE, SENSIBLER KÖRPER

Anleitung zur Selbsthilfe bei Neurodermitis, Asthma, Heuschnupfen und Allergien

ullstein extra

Ullstein extra ist ein Verlag der
Ullstein Buchverlage GmbH
www.ullstein-paperback.de

ISBN 978-3-86493-114-7

© 2021 Ullstein Buchverlage GmbH, Berlin
Alle Rechte vorbehalten
Satz: Red Cape Production, Berlin
Gesetzt aus der Galliard
Druck und Bindung: CPI books GmbH, Leck
Printed in Germany

INHALT

Vorwort: Zeit für Gefühle   6

Atopie   8
Aktuelle Studien   11

Die Erkrankungen des atopischen Formenkreises   19
Warum immer mehr Kinder erkranken   20
Die Entwicklungsstadien der Erkrankungen des atopischen
Formenkreises   21
Voraussetzungen für die erfolgreiche Selbsthilfe   25

Die atopische Dermatitis/Neurodermitis   27
Neurodermitis oder atopische Dermatitis?   27
Psychosomatische Aspekte der atopischen Dermatitis   29
Die eigenverantwortliche Behandlung der atopischen
Dermatitis   48
Die medikamentöse Behandlung der verschiedenen Stadien   61
Ergänzende Verfahren für alle Stadien   108

Das Asthma Bronchiale   117
Allgemeines   117
Psychosomatische Aspekte   119
Der Atemapparat   126
Die Diagnostik des Asthma bronchiale   130
Möglichkeiten der Vorbeugung und sanften Behandlung   136
Asthma-Medikamente   150
Die Praxis der medikamentösen Behandlung des Asthmas   153

Der Heuschnupfen	165
Psychosomatische Aspekte des Heuschnupfens	167
Medizinische Behandlungsempfehlungen	171
Die Allergien	181
Die IgE-vermittelte Allergie des Soforttyps (Typ 1)	181
Psychosomatische Aspekte der Allergie	183
Die Allergiediagnostik	190
Kann man Allergien vorbeugen?	194
Die Behandlung der Allergien	200
Danksagung	219
Stichwortverzeichnis	220
Literaturverzeichnis	229
Tabellen	237

VORWORT:
ZEIT FÜR GEFÜHLE

Unsere Medizin ist gespalten in eine Medizin für kranke Körper ohne Seelen und eine Medizin für leidende Seelen ohne Körper« ist ein viel zitiertes Urteil des Begründers der deutschen Psychosomatischen Medizin, Thure von Uexküll. Das, was wir Psyche nennen, wurde vor 400 Jahren aus der naturwissenschaftlichen Betrachtung ausgeschlossen. René Descartes, der Begründer des Rationalismus, ging von einer Zweiteilung von Körper und Seele aus. In diesem mechanistischen Menschenbild war die Seele die Welt des Gedanklichen, »res cogitans«, und der Körper »res extensa«. Noch heute sind die meisten Fachbereiche der Medizin tief im Dualismus verwurzelt.

Sigmund Freud war der erste Arzt, der dieses Dogma infrage stellte und von der Einheit von Psyche und Körper ausging. Aus seiner ärztlichen Erfahrung entwickelte er die Überzeugung, dass viele Erkrankungen in einem Bereich entstehen, der sich dem naturwissenschaftlichen Nachweis entzieht – im Unbewussten.

Selbst Neurowissenschaftler sind heute der Ansicht, dass unser Denken und Handeln überwiegend von unbewussten Empfindungen und Emotionen bestimmt werden. Einer der weltweit angesehensten Hirnforscher, der US-Amerikaner Michael Gazzaniga, geht noch weiter und meint, das Empfinden eines einheitlichen Bewusstseins, das Gefühl, selbstbestimmt zu handeln und Entscheidungen zu treffen, sei nur eine *Ich-Illusion*, die unser Gehirn selbst hervorbringe und mit der es uns »permanent in die Irre« führe. Das menschliche Bewusstsein komme zustande im Zusammenwirken zahlreicher Teilsysteme, die dynamisch interagieren; Bewusstsein, das uns als »Ich« erscheint, entspreche tatsächlich lediglich dem Erklärungsbedürfnis unserer dominanten

Hirnhälfte. Gazzaniga ist davon überzeugt, dass sich Bewusstsein und moralisches Handeln nur im »Wir«, das heißt im Miteinander und im Austausch von Erfahrungen, entwickeln kann.

In den Massengesellschaften mit westlich geprägtem Lebensstil wächst indessen die Zahl der Menschen, die ihre Welt nicht mehr verstehen. Nichts erscheint mehr vorhersehbar, und sie beginnen, in sich hineinzuhören und ihren Gefühlen mehr Vertrauen zu schenken. Diese werden zunehmend von Zweifeln und Ängsten beherrscht: vor dem Scheitern der Ehe, nicht genug für die eigenen Kinder getan zu haben, den beruflichen Anforderungen nicht gewachsen zu sein, zu versagen und die Anerkennung des sozialen Umfeldes zu verlieren. Die dramatisch zunehmenden psychischen Störungen, vor allem Angststörungen, Phobien und Depressionen, sowie die neuen Volkskrankheiten Neurodermitis, Asthma, Heuschnupfen und die Allergien entstehen offenbar dann, wenn Menschen von ihren unbewussten Emotionen, vor allem von ihren Ängsten und Sorgen, beherrscht werden. Dabei übertragen Eltern ihre Gefühle unbewusst auf ihre Kinder.

In zwei Studien ist erstmals der wissenschaftliche Nachweis dieses Zusammenhangs gelungen. Die Ergebnisse zeigen: Das Risiko für die Entwicklung dieser Krankheiten steigt nicht wie bislang angenommen mit dem akuten Stress, sondern mit der Empfindlichkeit der unbewussten Wahrnehmungsprozesse!

Die Vermeidung dessen, was uns ängstigt, und die medikamentöse Unterdrückung sind keine Lösung. Menschen mit überreizter Wahrnehmung hilft, vergleichbar mit einer Flugangst, nur die aktive Auseinandersetzung mit den zugrunde liegenden Problemen. Die Bewusstmachung der Gefühle sowie die Rückgewinnung des Selbstbewusstseins und der Eigenständigkeit tragen mehr zur nachhaltigen Besserung oder sogar Heilung der Krankheiten bei als jedes Medikament. Auch das ergeben erste klinische Erprobungen, in deren Rahmen diese Aspekte verstärkt berücksichtigt wurden. Der medizinische Aufwand sinkt, sobald das Selbstwertgefühl und die Gelassenheit der Eltern wachsen.

ATOPIE

1921 prägten die beiden Mediziner Cooke und Coca den Begriff Atopie (griechisch: ortlos, seltsam, unvorhersehbar) und brachten damit zum Ausdruck, dass es Krankheiten gibt, die offenbar ihren Ursprung nicht in dem Organ, wo sie sich äußern, beispielsweise in der Haut, der Lunge oder der Nase, sondern in der Seele, d. h. im Unterbewusstsein des Menschen haben. Die Annahme, dass es sich bei den Krankheiten des atopischen Formenkreises um psychosomatische Störungen handelt, ist populärwissenschaftlich verbreitet. In der Ursachenforschung der naturwissenschaftlichen Medizin hatte dieser Aspekt aber eher eine nebensächliche Bedeutung. Es sollten hundert Jahre vergehen, bis der Begriff Atopie sinngemäß verstanden wird.

Die sensationelle Entdeckung der Stress-Reaktion durch den ungarisch-kanadischen Arzt Hans Selye passte ungleich besser in das Weltbild der naturwissenschaftlichen Medizin. In den 1940-er Jahren hatte er nachgewiesen, dass Tier und Mensch auf veränderte Anforderungen mit Hormonausschüttung reagieren. Nach wiederholten ergebnislosen Anpassungsversuchen tritt Erschöpfung ein, der Gestresste wird krank.

Generationen von Forschern machten sich seither auf die Suche nach dem krankmachenden Stress. Dieser Ansatz zog sich wie ein roter Faden durch ein dreiviertel Jahrhundert Ursachenforschung. Man suchte die Ursachen vor allem in der Lebensweise und in der Umwelt: Nahrungsmittel, Nahrungsmittelzusatzstoffe, Körperpflegeprodukte, übermäßige oder zu geringe Hygiene, Bewegungsmangel, Rauchen und Luftverschmutzung waren die bevorzugten Forschungsobjekte. Im Verdacht standen auch psychische Faktoren: Persönlichkeitsmerkmale, Lebensereignisse und psychische Krankheiten. Da sich atopische

Krankheiten schon in der frühen Kindheit entwickeln, standen auch die Eltern im Fokus der Forschung. Dabei war unter anderem die Neigung zur Überfürsorglichkeit aufgefallen, ohne dass sich erklären ließ, warum diese Neigung beispielsweise eine Hautkrankheit auslösen kann. Bis heute wurde kein einziger Stressfaktor nachgewiesen, der unmittelbar zur Entwicklung einer dieser Erkrankungen führen würde. Selbst Erdbeben und Kriege hatten nie zu einer Zunahme der atopischen Krankheiten geführt. In der Medizin gilt die Ursache der Atopie trotz intensiver Forschung bis heute als unbekannt. Nach einer internationalen Studie einigte man sich 2015 darauf, dass Stress die atopischen Krankheiten negativ beeinflussen, »möglicherweise auch deren Entwicklung ungünstig beeinflussen kann [1]. Die Atopie gilt seither als genetische Überempfindlichkeit der Haut und der Schleimhäute auf an sich harmlose Substanzen, die mit IgE-vermittelten Allergien einhergehen. Die Behandlung beschränkt sich auf zahlreiche Vermeidungsempfehlungen und rein symptomatisch wirkende, apparative (Bestrahlung) und medikamentöse Behandlungen.

Unter dieser medizinischen Versorgung haben die Erkrankungen des atopischen Formenkreises in einem geradezu atemberaubenden Ausmaß zugenommen. Seit den 1980-er haben sie sich vervier- bis versechsfacht. Nach den letzten Erhebungen des Robert-Koch-Instituts im Jahr 2014 leiden inzwischen knapp 30 Millionen Deutsche im Verlauf ihres Lebens unter mindestens einer der Erkrankungen des atopischen Formenkreises [2]. Genaue Zahlen sind nicht bekannt, weil nachweislich die Hälfte der Betroffenen nicht mehr zum Arzt geht und viele ihr Heil in alternativen und komplementärmedizinischen Verfahren sucht [3]. Die »Allergischen Erkrankungen« wurden vom Robert-Koch-Institut inzwischen als Volkskrankheiten eingestuft [2]. Die Ursachen vermutet man im »westlichen Lebensstil« [63, 64].

Experten wie der Systemtheoretiker und Physiker Peter Kafkage gehen weniger von krankmachenden Verhaltensweisen als von einer Globalen Beschleunigungskrise aus. Danach führt ein sich ständig beschleunigender Fortschritt mit globalem Strukturwandel zwangsläufig in eine instabile Gesamtlage der menschlichen Zivilisation und ihres Lebensraums [4]. Diese Krise sollte nicht als unausweichlicher Untergang, sondern als eine Zeitenwende in der Geschichte des Fortschritts verstanden werden, einem Punkt, an dem die Menschen zu zukunftstauglicheren Leitideen finden müssen [5].

AKTUELLE STUDIEN

Mir war über viele Jahre das aufopfernde Verhalten der Eltern neurodermitiskranker Kinder aufgefallen. Empfindsam und außergewöhnlich beeindruckbar, ständig ängstlich-besorgt, ließen sie kein Auge von den Kindern. Auffällig waren ihre überaus innige Zuwendung, der ständige Körperkontakt und die Angewohnheit, die Kinder ständig zu tragen. Auch das mitunter exzessiv verlängerte Stillen und das Schlafen im gleichen Bett waren geradezu typische Merkmale dieser Familien. Erste Befragungen der Eltern ergaben Hinweise auf eine empfindlichere Wahrnehmungsverarbeitung im Sinne der Hochsensibilität.

Das Phänomen der »Hochsensibilität« wurde 1997 von Elaine N. Aron in ihrem Buch »Sind sie hochsensibel?« beschrieben. Aron ging davon aus, dass ein kleiner Teil jeder Population vorausschauend auf Umweltreize reagiert und sich damit optimaler an die sich ändernden Lebensbedingungen anpasst. Aron ging davon aus, dass diese Menschen über eine intensivere und verlängerte zentralnervöse Verarbeitung von inneren und äußeren Reizen verfügen. Die niedrigere Reizschwelle führe allerdings zu einer Empfindlichkeit gegenüber subtilen Reizen, wie Schmerz, Koffein, Hunger und lauten Geräuschen. Charakteristisch sei auch die emotionale Berührbarkeit und Empfänglichkeit für ästhetische Reize. Außerdem bestehe eine Neigung zur Überreizung, die zu psychischen Störungen führen könne. Mit ihrem 27 Fragen umfassenden Hochsensitivitäts-Test wollte sie die Sensibilität der

Menschen messen. In die wissenschaftliche Auseinandersetzung wurde die »Hochsensibilität« als Sensorische Verarbeitungsempfindlichkeit (Sensory processing sensitivity, kurz SPS) eingeführt. Das Konstrukt der SPS ging von einer empfindlicheren, zentralnervösen Verarbeitung, Bewertung und Beanwortung aller Wahrnehmungen aus [6, 7]. Arons Hochsensibilitäts-Test wurde mehrfach wissenschaftlich untersucht. In zahlreichen Studien, u. a. in einer Meta-Analyse von 76 Studien, wurde bei Probanden mit hohen HS-Testwerten Vermeidungshaltungen, Verhaltenshemmung, Angststörungen und Depressionen festgestellt [8–12]. In unseren Voruntersuchungen erzielten vor allem die Eltern hohe Werte im Hochsensibilitäts-Test, die selbst unter Neurodermitis, Asthma oder Allergien leiden. Damit war die Idee für eine Studie geboren, mit der ich diesem Zusammenhang mit wissenschaftlicher Methodik auf den Grund gehen würde.

Zwischen SPS und Atopie besteht ein Zusammenhang

In einer ersten Pilot-Studie wurden zwischen 2014 und 2017 vierundsechzig, in etwa gleichaltrige Mütter und Väter aus dem gesamten Bundesgebiet, die sich mit ihren neurodermitiskranken Kindern in stationärer Behandlung befanden, mit vier voneinander unabhängigen Test-Instrumenten, u. a. mit dem HS-Test von Aron auf die Sensory processing sensitivity untersucht. Die Ergebnisse der Studie waren deutlicher als erwartet: Eltern, die selbst unter einer Atopie litten, zeigten deutliche Hinweise auf SPS (siehe Tabelle 1 im Anhang). Eltern mit sehr hohen HS-Testergebnissen boten außerdem Hinweise auf psychische Instabilität. Die Studie ergab einen eindeutigen Zusammenhang zwischen SPS und der Veranlagung zur Atopie. Wir gingen davon aus, dass der mit der SPS erklärte, responsive Erziehungsstil als Co-Faktor für die Entwicklung der Neurodermitis in Betracht kommt [13].

In einer deutlich größeren Studie, die wir 2019 mit mehr als 300 nach dem Zufallsprinzip ausgewählten Probanden durchführten, wurden neben den testpsychologischen Untersuchungen auch umfangreiche biographische Daten, wie Alter, Geschlecht, Bildung und Beruf auch Krankheiten und psychische Störungen abgefragt. Das ermöglichte später wichtige Gruppenvergleiche. Zum Einsatz kam der 16 Items umfassende SENS-E-Test, eine verbesserte Version des HS-Tests. Das Verfahren erfüllte in der Erprobung alle Gütekriterien psychologischer Tests, d. h. hohe Genauigkeit, Zuverlässigkeit und Gültigkeit. Die 16 Items wurden von eine Expertenkommission aus einem Datenpool der häufigsten Merkmale hochsensibler Persönlichkeiten ausgewählt und über eine Faktorenanalyse auf 16 Items verkürzt. Die Testentwicklung wird in einer wissenschaftlichen Fachzeitschrift publiziert [14].

Die 16 Items des SENS-E-Tests:

1. Ich leide an der Unvollkommenheit und Ungerechtigkeit der Welt.
2. Die Stimmungen anderer Menschen beeinflussen mich.
3. Ich neige zur Schreckhaftigkeit.
4. Verkehrslärm, grelle Lichter oder Martinshörner bereiten mir Unbehagen.
5. Es interessiert mich sehr, was andere über mich denken.
6. Wenn ich oder mein Kind krank werden, denke ich rasch an Komplikationen.
7. Schurwolle oder andere raue Textilien empfinde ich als unangenehm.
8. Im privaten oder beruflichen Umgang nehme ich atmosphärische Störungen früher wahr als andere.
9. Ständig lautsprechende Menschen empfinde ich als unangenehm.
10. Das Wohlbefinden der Menschen in meiner Umgebung ist mir wichtig.
11. Von übersinnlichen Vorgängen fühle ich mich stark angezogen.

12. Ich habe einen empfindlichen Geruchssinn.
13. Stimmungsvolle Anlässe wie Ehrungen, Trauerfeiern oder traurige Filme können mich emotional sehr bewegen.
14. Schlimme Kindheitserlebnisse kann ich nicht vergessen.
15. Ich neige dazu, an mich selbst zu hohe Anforderungen zu stellen.
16. Ich nehme Dinge und Vorgänge in meiner Umgebung intensiver und gefühlsmäßiger wahr als andere.

Bei den Antwortmöglichkeiten niemals (0), möglich (1), häufiger (2), meistens (3), immer (4) ergeben sich minimal 0, maximal 64 Punkte. Die Gesamtstichprobe erzielte durchschnittlich 29 Punkte. Ab 30 Punkt gilt das Ergebnis als erhöhte SPS. Der individuelle SPS-Wert ergibt sich aus der Gesamtpunktzahl geteilt durch 16. Hat ein Testkandidat beispielsweise 34 Punkten erzielt, entspricht das einem SPS-Wert von 2,125. Die SPS-Werte lassen sich auch für Gruppen berechnen. Der durchschnittliche SPS-Wert der 305 Teilnehmer lag bei 1,812.

Im Anhang finden sie das SENS-E-Testformular, sodass sie ihren eigenen SPS-Wert ermitteln können. *Der SENS-E-Test und zwei Kinder-Test können auch. online auf der Webseite unserer Forschungsgemeinschaft kostenfrei genutzt werden: www.sens-research-group.de*

Die Untersuchungsergebnisse der Studie

Die Ergebnisse der Studie waren deutlicher als die der vorangegangenen Pilot-Studie. Die atopisch veranlagten Teilnehmer unterschieden sich von den nicht atopisch veranlagten in allen 16 Items des SENS-E signifikant (Siehe Tabelle 2 im Anhang).

Der durchschnittliche SPS-Wert der 305 Teilnehmer lag bei 1,812. Die 175 atopisch veranlagten Personen unterschieden sich mit einem SPS-Wert von 2.004 ± 0.663 von den 130 nicht atopisch veranlagten Personen (1.631 ± 0.595) hochsignifikant***. Die neuerliche Untersuchung bestätigte die Ergebnisse der Pilot-

Studie, ließ aber weitere Schlussfolgerungen zu, die zum zukünftigen Verständnis der Atopie beitragen sollten [15].

Mit der sogenannten *logistischen Regressionsanalyse*, einem statistischen Verfahren, für das die Entdecker Agresti und Eid [16] übrigens den Nobelpreis erhalten hatten, konnte die Abhängigkeit der Atopie von der SPS untersucht werden. Auch diese Ergebnisse waren eindeutig. Das Risiko der Atopie nimmt eindeutig mit der Höhe der SPS zu. Der SPS-Wert der Gesamtstichprobe lag bei 1,875. Die Erkrankungen des atopischen Formenkreises entwickeln sich bereits bei mäßig erhöhten SPS-Werten um 2,000, die psychischen Störungen bei deutlich höheren SPS-Werten um 2,400, was der OR-Wert ausdrückt.

Tabelle 1: Logistische Regressionsanalyse: Die Wahrscheinlichkeit des Auftretens der Erkrankungen des atopischen Formenkreises und psychischer Störungen infolge der SPS-Werte

Substichproben	MW SPS	SD	p	OR
Angststörungen, Phobien	2,428	0,661	<.001***	5.410
Depressive Verstimmungen	2,410	0,629	<.001***	3.882
Erschöpfung, Burnout-Syndrom	2,474	0,675	<.001***	3.270
Heuschnupfen	2,041	0,685	<.001***	2.007
Neurodermitis	2,043	0,654	.023*	1.712
Asthma bronchiale	1,916	0,537	.500(*)	1.200

MW – Mittelwert der SPS; SD – Standardabweichung; p – Statistische Signifikanz: (*) ≤.1; *≤.05; **≤.01; ***≤.001; OR – (Odds Ratio) Maß der Abhängigkeit von der Höhe der SPS

Der Einfluss von Alter, Geschlecht und Beruf

Ebenso deutlich beeinflussen Geschlecht, Alter und Berufsausübung die Höhe der SPS. Frauen zeigten signifikant höhere

SPS-Werte als die Männer, was die bekanntermaßen höhere Anfälligkeit der Frauen für die Entwicklung der atopischen Krankheiten erklärt. Diese Erkrankungen treten bei 37,9 Prozent der Frauen und bei 28,1 Prozent der Männer auf. Neben dem Geschlecht nimmt das Alter Einfluss auf die Höhe der SPS. Der Altersgipfel der atopischen Krankheiten und der psychischen Störungen liegt wie bei der SPS im 4. bis 5. Lebensjahrzehnt. 54 Prozent der atopisch veranlagten Teilnehmer waren im sozialen und kulturschaffenden Bereich tätig und zeigten signifikant erhöhte SPS-Werte als Gesunde mit solchen Berufen. Menschen mit SPS verarbeiten die Eindrücke in diesen Berufen offensichtlich intensiver, was deren höhere SPS-Werte erklärt.

Erklärt die SPS die Entwicklung der Atopie?

Jeder Mensch verfügt über eine individuelle SPS. Das Tempo des technischen Fortschritts und der damit einhergehende gesellschaftliche Wandel überfordert vor allem Menschen mit empfindlicherer Wahrnehmung. Sie nehmen die negativen Auswirkungen auf ihre Umwelt früher und intensiver wahr. Dementsprechend planen und verhalten sie sich eher abwartend, vorausschauend und vorsichtig. Durch diese schon im frühen Kindesalter einsetzende intensivere Reizverarbeitung besteht das Risiko der Überreizung vor allem dann, wenn sich die Anforderung immer schneller und kaum vorhersehbar ändern. Im Vergleich zu Menschen mit durchschnittlicher SPS, neigen Persönlichkeiten mit erhöhter SPS leichter zur Überreizung, Erschöpfung, Dysregulation und letztlich zur Atopie.

Der Begriff »Hochsensibilität« ist irreführend

Die von der US-amerikanischen Psychotherapeutin Elaine N. Aron eingeführte Bezeichnung »Hochsensibilität« wird dem Phänomen der zunehmenden Wahrnehmungsempfindlichkeit nicht gerecht. In zahlreichen Untersuchungen, auch in unseren

DIE GRENZEN DER ANPASSUNGSFÄHIGKEIT

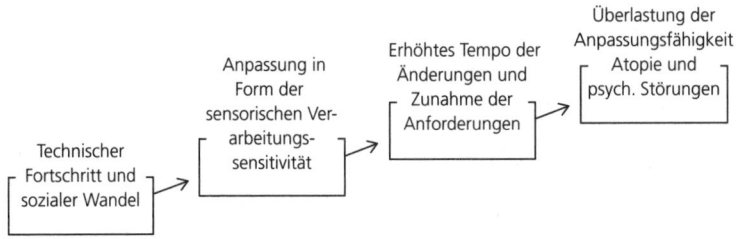

Studien, wurde nachgewiesen, dass das Risiko für die Entwicklung atopischer Krankheiten und psychischen Störungen eindeutig mit der Höhe der SPS zunimmt. Schon bei mäßig erhöhter Wahrnehmungsempfindlichkeit steigt das Risiko für die Entwicklung atopischer Krankheiten. Mit zunehmender Höhe neigen die Betreffenden zur Entwicklung psychischer Störungen. Persönlichkeiten mit außergewöhnlich hohen HS-Test-Werten waren nach den Ergebnissen unserer Untersuchungen ausnahmslos psychisch auffällig. Am häufigsten litten sie unter Angststörungen, Depressionen, Erschöpfungszuständen und am Burn-out-Syndrom [15]. In meinen weiteren Ausführungen werde ich deshalb auf die Bezeichnung »Hochsensibilität« verzichten und von der individuell unterschiedlichen Sensorischen Verarbeitungssensitivität, kurz SPS ausgehen.

DIE ERKRANKUNGEN DES ATOPISCHEN FORMENKREISES

Die Krankheiten des atopischen Formenkreises entwickeln sich also nicht da, wo man sie erkennt, an der Haut, im Darm, in der Lunge oder im Immunsystem, sondern da, wo alle inneren und äußeren Informationen zusammenlaufen, verarbeitet werden und wo notwendige körperliche Anpassungen ausgelöst, gesteuert und kontrolliert werden. Atopisch veranlagte Menschen nehmen aufgrund ihrer Sensorischen Verarbeitungssensitivität alle Reize unbewusst intensiver wahr. Lange bevor Reize im Großhirn ankommen und bewusst wahrgenommen werden, durchlaufen sie einen unbewussten Verarbeitungsprozess, der entsprechend der Empfindlichkeit dieser Strukturen sofort und ohne Umweg über das Großhirn zu unwillkürlichen reflexartigen Reaktionen und zur Ausschüttung von Hormonen führt, die den Gesamtorganismus an die eingetretene, bedrohliche Veränderung anpassen. Bei atopisch veranlagten Menschen sind die beteiligten Gehirnstrukturen so empfindlich programmiert, dass sie auf minimalste Reize ansprechen und auch leichter einen Fehlalarm auslösen können. Gehäufte Fehlalarme mit an sich unnötigen Hormonausschüttungen führen über kurz oder lang zu Erschöpfung und Überempfindlichkeitsreaktionen der Organe, die am engsten mit dem zentralen Nervensystem verwandt sind: der Haut, der Schleimhäute und des Immunsystems.

Wenn man sich diesen Zusammenhang bewusst macht, wird klar, dass man nicht nur das betroffene Organ behandeln sollte, sondern auf die Vorgänge im zentralen Nervensystem eingehen muss. Kein Medikament der Welt kann auf Dauer helfen, wenn die Behandlung nicht da ansetzt, wo die Krankheit ihren Ausgang nimmt! Die Berücksichtigung der neuen Erkenntnisse bei der Behandlung atopiekranker Kinder führte zu erkennbar besseren Ergebnissen. Dabei war die Normalisierung der Eltern-Kind-Interaktion in den meisten Fällen der Schlüssel zum Erfolg. Selbst bei hochgradig allergiekranken Kindern und Jugendlichen besserte sich das Krankheitsbild durch die begleitende Aufklärung und Beratung nach wenigen Wochen anhaltend. Der Bedarf an medikamentösen Behandlungen sank, und auf nebenwirkungsstarke Medikamente, zum Beispiel Kortison, Antibiotika und Antiallergika, konnte gänzlich verzichtet werden.

WARUM IMMER MEHR KINDER ERKRANKEN

Die Veranlagung zur SPS muss nicht zur Entwicklung von Krankheiten führen, entscheidend ist die Höhe der SPS. Die Erkrankungen des atopischen Formenkreises entwickeln sich wie dargestellt schon bei mäßig erhöhten SPS-Werten. In unserer Erhebung zeigten ca. 40 Prozent der Erwachsenen diese Eigenschaft. Wie die Zwillingsforschung ergeben hat, kann die SPS an die Nachkommen weitergegeben werden [6]. Die Häufigkeit und die Höhe

FAKTOREN, DIE ZUR ENTWICKLUNG DER ERKRANKUNGEN DES ATOPISCHEN FORMENKREISES BEI KINDERN BEITRAGEN

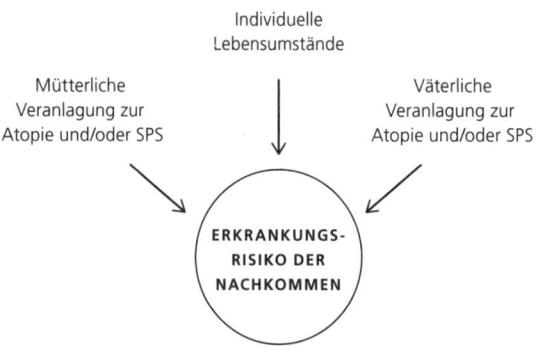

der SPS nimmt generationenübergreifend zu, womit das Krankheitsrisiko infolge überhöhter SPS steigt.

Neben der SPS kann auch die familiäre Veranlagung zur Atopie die Entwicklung einer atopischen Erkrankung begünstigen. Bei einem atopisch veranlagten Elternteil erkranken statistisch 30 bis 40 Prozent der Nachkommen an einer der Erkrankungen des atopischen Formenkreises, bei zwei atopisch veranlagten Eltern 50 bis 60 Prozent und bei zwei atopisch veranlagten Eltern, die unter derselben atopischen Erkrankung leiden, erkranken statistisch zwischen 70 und 80 Prozent der Nachkommen. Bedeutsam ist auch, in der wievielten Generation die Atopie vorkommt [3].

Außerdem nehmen natürlich auch die individuellen Lebensumstände der Familie Einfluss. Bei zehn bis 20 Prozent der kranken Kinder, tendenziell zunehmend, stoßen wir auf schwere psychosoziale Konflikte oder auf behandlungsbedürftig psychisch kranke Eltern. Oft finden sich hohe SPS-Werte bei einem oder sogar beiden Elternteilen.

DIE ENTWICKLUNGSSTADIEN DER ERKRANKUNGEN DES ATOPISCHEN FORMENKREISES

Aus der individuellen Konstellation der Risikofaktoren entwickelt sich die Atopie mehr oder weniger stark ausgeprägt. Abgesehen von den Verläufen, die sich aus psychosozialen Konflikten oder psychischen Störungen entwickeln, können wir heute vier Entwicklungsstadien unterscheiden, die unterschiedlich behandelt werden müssen.

Erstes Entwicklungsstadium: Irritabilität und Hyperreagibilität

Dieses Entwicklungsstadium erkennt man an der frühkindlichen Irritabilität (Störanfälligkeit) und der körperlichen Hyperreagibilität

(Übererregbarkeit) der Haut und Schleimhäute sowie an den Nahrungsmittelunverträglichkeiten (nicht zu verwechseln mit Nahrungsmittelallergien). Atopische Erkrankungen bei den Eltern sind eher selten oder nur bei einem Elternteil gering ausgeprägt. Fast immer sind aber mehr oder weniger deutlich eine elterliche, insbesondere mütterliche SPS und die Neigung zur Überbehütung erkennbar. Die Vorbeugung und Behandlung bestehen dementsprechend vor allem in der Aufklärung über die Zusammenhänge und im zuverlässigen Ausschluss von Allergien. Am häufigsten äußert sich das erste Entwicklungsstadium in den ersten beiden Lebensjahren als atopische Dermatitis und als bronchiale Hyperreagibilität mit gelegentlicher geringer Atembehinderung. Heuschnupfen und Allergien werden selten nachgewiesen.

Merke: *Die Bedeutung des ersten Entwicklungsstadiums wird unterschätzt. Hier werden die entscheidenden Weichen gestellt. Die Bagatellisierung ist ebenso falsch wie die Empfehlung des Vermeidungsverhaltens und die Behandlung mit nebenwirkungsreichen Medikamenten.* Der medizinische Aufwand sollte angemessen sein und nicht mit verstärkter Zuwendung verknüpft werden. *Die Aufklärung und Beratung haben in diesen Fällen eine überragende Bedeutung für die Prognose der weiteren Entwicklung der SPS und der Atopie.*

Zweites Enwicklungsstadium:
Die akuten Schübe

Frühe, schwere Krankheitsverläufe der atopischen Dermatitis und anhaltende asthmatische Beschwerden, unter Umständen schon in den ersten sechs Lebensmonaten, sprechen immer für eine fortgeschrittene familiäre Veranlagung. Zumindest ein Elternteil ist selbst schwer betroffen. Auch die SPS ist mindestens bei einem Elternteil nachweisbar. Ist dies bei der Mutter der Fall, zeigt sie regelmäßig Hinweise auf schwere psychovegetative Erschöpfung.

Bei nahezu allen Kindern werden Allergien, mehrheitlich Nahrungsmittelallergien, nachgewiesen, die nicht nur zu erheblichen Problemen beim Nahrungsaufbau führen, sondern die Ausprägung der atopischen Dermatitis oder des Asthma bronchiale entscheidend mitbestimmen. Gefürchtet sind die anaphylaktischen, d. h. schockartigen allergischen Reaktionen. Der Heuschnupfen ist auch bei den akuten Verläufen vor dem Eintritt in die Schule immer noch eine Seltenheit.

Merke: *Die akuten Erkrankungen im Säuglings- und Kleinkindalter stellen wegen der häufigen Komplikationen erhöhte Anforderungen an die medizinische Betreuung. Wenn die in diesem Buch empfohlene Anleitung nicht zum erwünschten Erfolg führt, sollte immer ein erfahrener Facharzt hinzugezogen werden. Die bedarfsgerechte medikamentöse Behandlung ist dann unerlässlich. Bewährte und traditionsreiche Alternativen können im Einvernehmen mit dem Arzt unterstützend eingesetzt werden. Grundsätzlich sollten die Eltern die psychosomatischen Zusammenhänge nie aus den Augen verlieren und möglichst schnell zu bewährten und traditionsreichen sowie zu begleitenden, verhaltenstherapeutischen Maßnahmen zurückkehren. Auch am Ende eines solchen Verlaufs ist eine dauerhafte Besserung oder sogar Unterbrechung der Atopieentwicklung möglich.*

Drittes Entwicklungsstadium:
Der Übergang in die chronische Krankheit

Bei etwa 40 Prozent aller atopiekranken Kinder bleibt die Erkrankung bis ins hohe Erwachsenenalter bestehen. Bei diesen Kindern ist in der Regel mindestens ein Elternteil selbst stark betroffen. Der Krankheitsverlauf ist weniger schwer, die Symptome widersetzen sich aber auffällig hartnäckig sowohl bei konservativen wie alternativen Therapieversuchen. Dabei entwickeln die kleinen Patienten zunehmend psychische und körperliche Abhängigkeiten von der Zuwendung und der Therapie. Diese Verläufe führen oft zu jahrelangen therapeutischen Odysseen und in einen teuflischen Circulus vitiosus. Die endlose Suche nach Hilfe und die Enttäuschungen führen schon vor dem Schuleintritt zu Verhaltensauffälligkeiten, die den Krankheitsverlauf verstärken und die endgültige Entwicklung in Richtung der chronischen Erkrankung beschleunigen.

Merke: *Dieses Stadium sollte als letzte Chance betrachtet werden, den laufenden Prozess der Atopieentwicklung zu stoppen. Die Eltern müssen sich entscheiden zwischen Vermeidung und gegebenenfalls lebenslanger medikamentöser Dauertherapie oder Akzeptanz und aktiver Auseinandersetzung mit der gegebenen Veranlagung. Die Entscheidung zur frühen Desensibilisierung der nachgewiesenen Allergien und schrittweise Entwöhnung von nebenwirkungsstarken Medikamenten sind der einzig sinnvolle Weg. Diese Verläufe erfordern Konsequenz und Geduld.*

Viertes Entwicklungsstadium: die chronischen Erkrankungen

Beim letzten Entwicklungsstadium handelt es sich um chronische Krankheiten. Nicht selten sind beide Elternteile atopisch veranlagt oder ein Elternteil ist besonders schwer betroffen, beziehungsweise die familiäre Atopie besteht in der zweiten oder gar dritten Generation. Die chronischen Krankheiten unterscheiden sich von den vorangegangenen Stadien durch die häufig unumkehrbaren und damit unheilbaren substanziellen Veränderungen und Funktionseinbußen der beteiligten Organe. Die Höhe der SPS aber auch die Schwere der chronischen Krankheit führen ausnahmslos zu psychischen und psychosozialen Störungen.

Merke: *Die Akzeptanz der genetischen Voraussetzungen und der damit verbundenen strukturellen Veränderungen der beteiligten Organe, ist der wichtigste Teil der Selbsthilfe. Es ist ein Lernprozess, sich mit den Einschränkungen zu arrangieren und einen individu-*

ellen Weg der Lebensweise und der unverzichtbaren Behandlungen zu finden. Auch bei diesen Verläufen hilft das Erkennen der Zusammenhänge. In dem Maß, wie diese Persönlichkeiten lernen, ihre Empfindungen und Gefühle zu kontrollieren, d. h. unkontrollierten Stress früh zu erkennen und zu beherrschen und wie sie lernen das Wesentliche vom Unwesentlichen zu unterscheiden, werden sowohl die SPS-abhängigen wie die krankheitsabhängigen psychischen Störungen können nachlassen. Auch bei den chronischen Verläufen der Atopie kommt es zu überraschenden, rational kaum erklärbaren Besserungen.

VORAUSSETZUNGEN FÜR DIE ERFOLGREICHE SELBSTHILFE

Es gibt kein geniales Medikament, kein apparatives Verfahren und keinen spirituellen Weg um die Erkrankungen dauerhaft zu lindern oder zu heilen. Verabschieden sie sich von der Vorstellung, dass nur ein bislang noch nicht erkannter Stressfaktor, psychosozialer Stress, die ungesunde Ernährungsweise oder die geschädigte Darmflora beseitigt werden muss, um Besserung zu erreichen. Solche Faktoren können den Verlauf zwar ungünstig beeinflussen, sind aber nachgewiesenermaßen nicht die Ursache der Erkrankung. Die wichtigste Voraussetzung ist die Bereitschaft, sich selbst, das eigene Denken, Fühlen und Handeln infrage zu stellen. Entscheidend ist die Einsicht in die oben beschriebenen Zusammenhänge, die im Einzelfall unsere Handlungen mehr beeinflussen, als wir glauben, und letztendlich für die Entwicklung und Aufrechterhaltung der Krankheit verantwortlich sind. Als Eltern sollten Sie sich bemühen, die Motive für ihr Verhalten zu ergründen und Einigkeit über das zukünftige Vorgehen herstellen. Der Behandlungserfolg hängt entscheidend vom UMDENKEN von notwendigen ÄNDERUNGEN, d. h. vom aktiven, selbstständigen und am Ende eigenverantwortlichen HANDELN ab. Schon nach zwei Wochen werden Sie sich wundern, wie gut alles läuft. Nach einem Monat werden sie die zahlreichen Umwege bedauern, die hinter Ihnen liegen. Alle Beteiligten, vor allem die kleinen Patienten sind entspannter und glücklicher. Das sind keine frommen Wünsche des Autors, sondern Erfahrungen aus zahllosen Behandlungen.

Die objektiv »schweren Fälle« erscheinen mir rückblickend einfacher als die vermeintlich leichten Verläufe. Eine der schwersten Aufgaben war es, der besorgten Mutter eines eigentlich nur leicht betroffenen Kindes glaubhaft zu machen, dass ihre ständige Aufmerksamkeit und zärtlich-liebevoll Zuwendung dem Kind nicht hilft.

DIE ATOPISCHE DERMATITIS/ NEURODERMITIS

Entsprechend der AWMF-Leitlinie (Arbeitsgemeinschaft der Wissenschaftlichen-Medizinischen Fachgemeinschaften) ist die Neurodermitis eine chronische oder chronisch wiederkehrende Hautkrankheit mit altersentsprechender Ausprägung, die zumeist mit starkem Juckreiz einhergeht.

NEURODERMITIS ODER ATOPISCHE DERMATITIS?

Obwohl sich international längst die Bezeichnung »atopische Dermatitis« (AD) durchgesetzt hat, halten die deutschen Der-

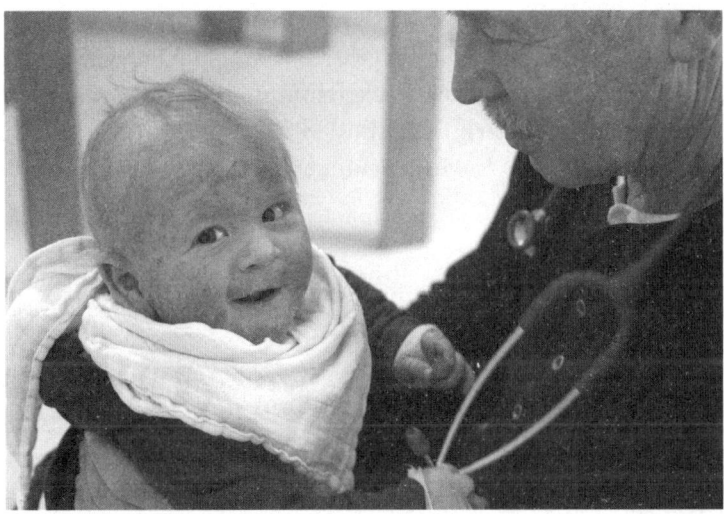

Abbildung 1: Dr. Liffler mit Jan © Privat

matologen an dem überholten Begriff »Neurodermitis« fest, weil sich dieser im deutschen Sprachgebrauch eingebürgert habe. Tatsächlich lenkt die Bezeichnung von der Tatsache ab, dass es sich zunächst nicht um eine einheitliche Hautkrankheit, sondern um eine Erkrankung des atopischen Formenkreises handelt, die mit dem klassischen Bild der Neurodermitis nichts zu tun hat. Die Neurodermitis ist in der Tat eine chronische Hautkrankheit, die eine andere Behandlungsweise erfordert.

Die atopische Dermatitis (AD) entwickelt sich bei etwa der Hälfte der betroffenen Kinder in den ersten sechs Lebensmonaten, in 60 Prozent der Fälle im ersten Lebensjahr und in über 70 bis 85 Prozent der Fälle vor dem fünften Lebensjahr. Bis zum Schuleintritt sind etwa 60 Prozent der erkrankten Kinder symptomfrei. Bis dahin zeigen diese Kinder so gut wie nie die Merkmale der klassischen Neurodermitis.

In seltenen Ausnahmefällen, wenn beispielsweise beide Eltern unter Neurodermitis leiden, kann selbst ein Säugling von Beginn an mit dem Vollbild der Neurodermitis erkranken. Nur ein geringer Teil der AD-Fälle entwickelt sich zur Neurodermitis. Die Zunahme der chronisch kranken Eltern erhöht allerdings das Risiko primär chronisch kranker Kinder. Diese Entwicklung kann nur im Wege eines vollständigen Paradigmenwechsels, d. h. eines Umdenkprozesses, gestoppt werden. In den weiteren Ausführungen wird deshalb zwischen der atopischen Dermatitis der Säuglinge und Kleinkinder (AD) und der Hautkrankheit Neurodermitis (ND) mit ihrer klassi-

ENTWICKLUNGSSTUFEN UND VERLAUFSFORMEN DER ATOPISCHEN DERMATITIS

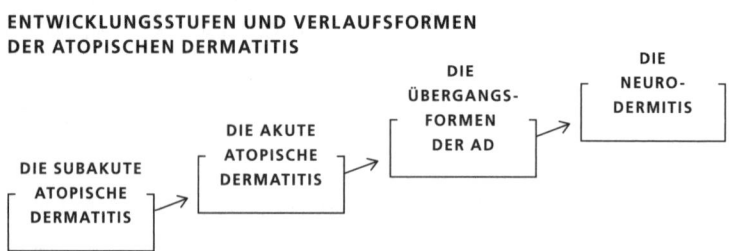

schen Ausprägung unterschieden. Die Ausdehnung und Intensität der Hautentzündung wird mit dem SCORAD ausgedrückt.

PSYCHOSOMATISCHE ASPEKTE DER ATOPISCHEN DERMATITIS

Warum die Haut der Spiegel der Seele ist

Die Haut prägt das Erscheinungsbild des Menschen und erlaubt Rückschlüsse auf emotionale Vorgänge. Redewendungen wie »unter die Haut gehen«, »aus der Haut fahren«, »sich nicht wohlfühlen in seiner Haut«, »unangenehm berührt sein« und viele mehr zeigen die enge Beziehung der Haut zum zentralen Nervensystem. Tatsächlich gibt es diese Beziehung bei keinem anderen Organ als bei der Haut. Sie und ein großer Teil der Schleimhäute entstammen entwicklungsgeschichtlich dem artgleichen Zelltyp wie das Nervensystem. Die Haut ist ein *Sinnesorgan* und trägt damit zum Entstehen der Sinnesempfindungen bei.

Umgekehrt erfolgt die Übertragung der zentralnervösen Erregung auf kein Organ schneller und auf kürzerem Weg als auf die Haut. Das unwillkürliche Erröten, die Schreckensbleiche, die Zornes- oder Schamesröte, Mundtrockenheit oder der Flush bei sexueller Erregung sind Reaktionen auf unsere Wahrnehmungen oder äußere Einwirkungen, und sie sind, zusammen mit dem Gesichtsausdruck, der Körperhaltung und den Bewegungen, Teil unserer mehr oder weniger unwillkürlichen Kommunikation mit der Umwelt. Die sichtbaren Reaktionen und Veränderungen der Haut haben also auch *soziale Bedeutung*. Sie können etwa der sichtbare Ausdruck eines Konflikts sein.

Konflikte, die unter die Haut gehen

Die atopische Dermatitis entwickelt sich nicht wie jahrzehntelang angenommen unter dem Einfluss von akutem Stress, sondern infolge der zunehmende »Dünnhäutigkeit« vorzugsweise in den Wohlstandsgesellschaften westlicher Prägung. Die erhöhte SPS finden wir vor allen unter den 40 Millionen Menschen in der sozialen Mitte. Im Bewusstsein der gebildeten bürgerlichen Mitte wächst das Unbehagen und die Einsicht, dass auch sie von den absehbaren globalen Konflikten nicht verschont bleiben werden. Vor allem die Mütter machen sich Sorgen um die Zukunft ihrer Kinder. Sie ahnen, dass sich ihre Kinder mit Verhältnissen auseinandersetzen werden müssen, für die sie selbst die Verantwortung tragen. In den großen Industrienationen westlicher Prägung besinnen sich seit einem halben Jahrhundert immer mehr Menschen auf ihre gefühlten Bedürfnisse, die einen auf die traditionelle bürgerliche Werteordnung und die Sehnsucht nach Heimat, die anderen auf jahrhundertealte Behandlungsmethoden und die Ernährungsweise der Steinzeitmenschen. Immer mehr Menschen bevorzugen archaische Formen des Zusammenlebens und schwören auf Verhaltensweisen der Naturvölker und Primaten. Die Menschen ahnen, dass wir so nicht weiter machen dürfen und zu einer anderen Form des Zusammenlebens finden müssen, in der das Wir und die Kooperation im Vordergrund stehen.

Sie halten inne und besinnen sich auf ihre eigentlichen Bedürfnisse

Dieser Trend zur Entschleunigung und Besinnung wird im *Attachment parenting*, kurz AP, am sichtbarsten. Das AP geht auf den US-amerikanischen Kinderarzt Dr. William Sears zurück, der seine Thesen von einer bindungsorientierten Elternschaft seit den Achtzigerjahren in seinen Büchern beschrieben hat [17]. Sein wichtigstes Prinzip ist eine positive Bindung zwischen Kindern und Eltern. Seine Theorie: Kinder, die eine sichere Bindung erfahren haben, wachsen zu gesunden und emotional sicheren Individuen heran, die eine gesunde Gesellschaft gewährleisten. Sears' Empfehlungen: Ständiger Körper- und Blickkontakt mit dem Kind, das ständige Tragen des Kindes, Langzeitstillen und selbstbestimmtes Abstillen durch das Kind, der Verzicht auf Schlaftraining und stattdessen das Schlafen mit oder in der Nähe des Kindes und die sofortige Zuwendung, wenn das Kind schreit, weil das Schreien grundsätzlich Ausdruck eines nicht befriedigtes Bedürfnisses sei. AP-Eltern tendieren auch zur Bevorzugung der »freien und selbstbestimmten Geburten«, zur vegetarischen oder veganen Ernährung von Säuglingen und Kleinstkindern, bevorzugen alternative Heilmethoden und lehnen Schutzimpfungen ab. Sears' Empfehlungen basieren nicht auf wissenschaftlichen Erkenntnissen, sondern entsprechen ausschließlich Erfahrungen und Vermutungen eines Vaters von acht Kindern. Nicht nur diese Tatsache, sondern auch der missionarische Eifer, mit dem die AP-Anhängerinnen ihre Überzeugungen verbreiten und die Aggressivität, wie sie Andersdenkende attackieren, hat inzwischen eine weltweite, zum Teil heftige kontroverse Diskussion ausgelöst. Trotzdem hat sich das AP ist inzwischen in der gesamten westlichen Welt verbreitet und hat auch in Deutschland zum pädagogischen Mainstream vor allem in der gehobenen Mittelschicht beigetragen.

Ich bewerte die bindungsorientiere Elternschaft ähnlich wie die Soziologin Sharon Says. Sie sieht im AP »den idealistischen Versuch, ein gesellschaftliches System, das auf individuellem Egoismus und auf Konkurrenz basiere, durch ein kompensierendes Prinzip selbstloser Mütterlichkeit ins Gleichgewicht zu bringen. Jedoch erfolge jede Form von *intensiver Mutterschaft*, bei der die Bedürfnisse von Kindern systematisch über die ihrer Mütter gestellt werden, zwangsläufig zum wirtschaftlichen und persönlichen Nachteil von Müttern [18]. Einige Ideen des AP gehören heute zu unserem kulturellen Grundrepertoire vernünftiger Elternschaft – etwa Mutter und Kind nicht sofort nach der Geburt zu trennen, Väter stärker einzubeziehen, die Vorzüge von Muttermilch hervorzuheben, die Einbeziehung komplementär-medizinischer Verfahren und dergleichen mehr.

Obwohl ich davon überzeugt bin, dass die Anhänger des AP mit ihrem Verhalten im Grunde genommen dasselbe meinen wie ich, d. h. sich weniger Egoismus und Konkurrent, stattdessen dafür mehr Wir- Gefühl und Rücksichtnahme wünschen [20], bin ich davon überzeugt, dass das der falsche Weg ist.

Risiken der Überfürsorglichkeit und Überbehütung

1. Nach Auffassung der *modernen Bindungsforschung* wirkt sich ein *überfürsorgliches, überbehütendes und verwöhnendes Erziehungsverhalten* nachteilig auf die Entwicklung von Kindern aus. In vielen modernen Familien geht die *bindungsorientierte Elternschaft* auf fatale Weise mit der eigenen Bindungsunsicherheit der Eltern Hand in Hand [19]. Wenn eine allzu bemühte Mutter nicht zwischen ihren eigenen Bedürfnissen und denen des Kindes unterscheiden kann, geht man von einer symbiotischen Beziehung aus. Diese wirkt sich häufig negativ auf die kindliche Entwicklung aus, weil es die Mutter nicht schafft, ihr Kind als eigenständige Person wahrzunehmen. So werden Kinder immer häufiger an ihrem Versuch gehindert, den schwierigen Schritt weg von der Familie hin zur Selbstständigkeit zu vollziehen. Die Selbstständigkeitsentwicklung beginnt nicht erst mit dem Laufenlernen, sondern schon im Verlauf des ersten Lebensjahres, wenn das Kind anfängt, sich krabbelnd vorwärtszubewegen. Wenn ein Kind beim kleinsten Stolpern über ein Hindernis sofort von der überängstlichen Mutter aufgefangen und getröstet wird, verwehrt diese ihrem Kind wichtige Erfahrungen mit der Unausweichlichkeit der »Dingwelt«. Der Mut und der Zorn, mit denen sich das Kind dann erneut dem Hindernis zuwendet, werden abgeschwächt oder ausgelöscht. Es lernt sich nicht selbst im Umgang mit der Umwelt kennen. Diese Erklärungen erscheinen mir überzeugender als die etwas angestaubten Annahmen des William Sears aus dem vorigen Jahrhundert.
2. Die Mehrheit der Mütter neurodermitiskranker Kinder verhalten sich genauso wie die »Moms« der AP-Bewegung,

obwohl sie mehrheitlich noch nie etwas vom *Attachment parenting* gehört haben. Sie halten ständig Blick- und Körperkontakt zum Kind und gehen sofort auf die geringste Regung ein. Ein schreiendes Kind können sie nicht ertragen, weil sie ständig meinen, etwas versäumt zu haben. Und die Mütter tragen ihre Kinder den ganzen Tag ebenso mit sich herum wie die AP-Moms und schlafen mit oder in unmittelbarer Nähe ihrer Kinder. Sie stillen ihre Kinder oft länger als notwendig und überlassen es ihnen, den Zeitpunkt des Abstillens zu bestimmen. Die Eltern neurodermitiskranker Kinder bevorzugen auch alternative Heilverfahren und verzögern oder vermeiden die Schutzimpfungen ganz. Seit dem Nachweis der Bedeutung der SPS für die Entwicklung der Atopie erscheint dieses Erziehungsverhalten in einem völlig neuen Licht. Vermehrte Sorgen und Ängste sind charakteristisch für Eltern mit erhöhter SPS. Die Neigung zur Überfürsorglichkeit ist ein charakteristisches Merkmal dieses Persönlichkeitsmerkmals. Es sind vor allem ihre Empfindsamkeit und Beeindruckbarkeit, die dazu führen, dass negative Reize viel früher und intensiver wahrgenommen werden. Diese Menschen haben Probleme mit ihren hohen, oft idealistischen Anforderungen an sich selbst [20]. Um keine Missverständnisse aufkommen zu lassen, gestatten sie mir noch diesen Hinweis: Fürsorgliches, beschützendes Verhalten der Eltern und die liebevolle körperliche Zuwendung sind vor allem bei Säuglingen in den ersten sechs Lebensmonaten normal und wünschenswert. Die Kleinen sind in dieser Phase ihres Lebens darauf angewiesen.

Was können Eltern tun, um die Entwicklung einer AD zu stoppen?

Viele Eltern von Kindern mit atopischer Dermatitis messen die ärztliche Kunst, d. h. den Erfolg einer Behandlung, am Zustand

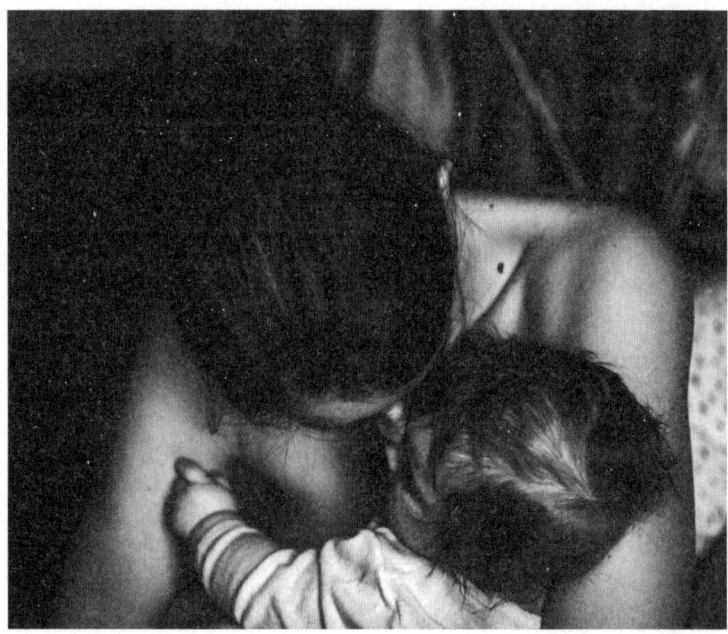

Abbildung 2: Eine liebevolle körperliche Zuwendung ist bei Säuglingen in den ersten sechs Lebensmonaten unverzichtbar. © familyandme

der Haut. Sie können und wollen sich oft nicht vorstellen, dass die Hautentzündung etwas mit der Eltern-Kind-Beziehung zu tun hat.

Ich möchte soweit gehen und behaupten, dass diese Kinder ohne die Einsicht der Eltern in die tatsächlich zugrundeliegenden Ursachen medizinisch nicht nachhaltig erfolgreich behandelt werden können.

Jahrzehntelange klinische Erfahrung in der Versorgung von Familien mit AD- und neurodermitiskranken Kindern sowie aktuelle Forschungsergebnisse haben die Richtigkeit dieser Erkenntnisse bestätigt [13, 15, 20]. Mit der Anpassung der ambulanten und stationären Versorgung, haben sich die Behandlungsergebnisse eindrucksvoll verbessert, was zahlreiche, gut dokumentierte Einzelfallbeschreibungen bestätigen. Selbst bei schweren Fällen konnte auf Vermeidungsempfehlungen und nebenwirkungsstarke

STELLENWERT DER PSYCHOSOMATISCHEN MEDIZIN UND DER IMMUNTHERAPIE

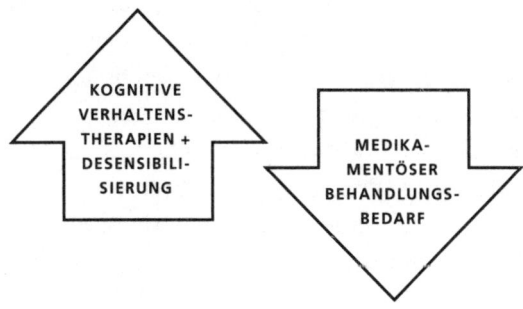

Medikamente verzichtet werden. Die nachfolgenden Empfehlungen haben sich bewährt.

Gehen Sie nicht auf jede Regung Ihres Kindes ein!

Sensible Eltern gehen auf jede Regung, vor allem aber auf Zeichen der Unzufriedenheit sofort ein und reagieren mit Zuwendung und Zärtlichkeit. Ein weinendes Kind können sie nicht ertragen. Sie interpretieren das Weinen als Hinweis auf einen Mangel, den sie zu verantworten haben und der ihrem Kind schadet. Dabei reagieren oft beide Eltern geradezu reflexartig, um den vermeintlichen Mangel sofort zu beheben.

Wie bereits oben erwähnt ist die liebevolle körperliche Zuwendung vor allem bei Säuglingen in den ersten sechs Lebensmonaten normal und wünschenswert. Die Kleinen sind in dieser Phase ihres Lebens darauf angewiesen. Manche Mütter finden dabei aber nicht das richtige Maß. Sie sollten beispielsweise nicht zu sehr auf das Weinen des Kindes eingehen und angemessen auf die Mitteilung seiner negativen Gefühle antworten. Der Säugling befindet sich auch jetzt schon auf dem Weg zur Selbstfindung und sollte auf diesem Weg ermutigt und nicht durch Überbehütung behindert werden. Die Wurzeln der Entwicklung einer Überempfindlichkeit liegen in der frühen unangemessenen Überfürsorglichkeit. Das Baby lernt nicht, das Wesentliche vom Unwesentlichen zu unterscheiden. Einem Säugling, der sich an seiner überfürsorglichen Mutter orientiert, erscheint zukünftig alles wichtig!

Bereits am Übergang in das zweite Lebensjahr entdecken die Kleinen sich selbst, spielen mit ihren Fingern, nuckeln an den Zehen, betasten sich und erkennen sich im Spiegel. Sie sehen sich selbst als wichtig an. Psychologen sprechen von einer egozentrischen Empathie. Störungen dieser Entwicklung zur Selbstständigkeit durch ein zu langes Festhalten an der engen Mutter-Kind-Beziehung führen zwangsläufig zum Mutter-Kind-Konflikt, der das spätere Sozialverhalten der Kinder prägen kann. Diese Menschen geraten später leichter in Abhängigkeiten, sind unsicher und entscheidungsschwach.

Verhalten Sie sich authentisch, zeigen Sie Ihre Gefühle!

Wenn die Mutter-Kind-Symbiose so weit geht, dass die Mutter mit dem Kind an der Brust ihre Notdurft verrichtet, besteht ein fortgeschrittenes Ablösungsproblem. Die bindungsorientierte Mutter verliert womöglich unvermittelt die Beherrschung, und ihr aufopferndes Verhalten schlägt ins Gegenteil um. Sie schreit das Kind an und flüchtet ins Nebenzimmer. Von sich selbst enttäuscht, entschuldigt sie sich im nächsten Moment und versucht der Eineinhalbjährigen wortreich zu erklären, dass es so nicht weitergehen kann. Diese Einsicht ist ein erster Schritt.

Tatsächlich lassen sich solche Konflikte weder nach dem Motto »Gewünschtes Verhalten belohnen, unerwünschtes bestrafen« noch mit konsequenter Durchsetzung von Regeln lösen. Auch die gewaltsame Auflösung einer symbiotischen Beziehung ergibt keinen Sinn. Wichtig ist, dass Eltern etwas über die normale Entwicklung der Kinder wissen und sie weder über- noch unterfordern. Die Kinder sollten früh lernen, dass sie Teil einer Gemeinschaft sind und die Rechte der anderen Familienmitglieder zu respektieren haben. Eltern müssen dem Kind zuliebe niemals ihre eigenen

Ziele und Wünsche aufgeben. Sie sollten vielmehr früh deutlich machen, dass die Partnerschaft der Eltern, ihre Berufsausübung und der Haushalt Rücksichtnahme erfordern. Das Sozialverhalten erwacht nicht irgendwann von allein, sondern entwickelt sich altersentsprechend am Vorbild der Eltern.

Kleinkinder verfügen noch nicht über die kognitiven Fähigkeiten, notwendige Regeln des Zusammenlebens zu verstehen. Sie verfügen aber über Antennen, mit denen sie jede atmosphärische Schwankung registrieren. Die Eltern sollten in dieser Situation szenisch darstellen, wie sie sich ein Zusammenleben vorstellen. Sie sollten die kritischen Situationen, die zu Machtkämpfen mit dem Kind führen, bewusst gestalten und ihre eigenen Meinungen und Gefühle durch Gesichtsausdruck, Körperhaltung und Gesten ausdrücken. Wenn das Kind klammert, sollten sie zeigen, dass sie nicht ununterbrochen anwesend sein können, sondern etwas zu tun haben. Eine Möglichkeit ist es, dem Kind ein Spielzeug anzubieten und dann den Raum für eine erkennbar wichtige Tätigkeit zu verlassen. Wenn es einmal nichts zu tun gibt, können solche Szenen »nachgespielt« werden. Tragen Sie etwa einen Wäschekorb zielstrebig aus dem Zimmer und kehren Sie, bevor Ihr Kind zu schreien beginnt, scheinbar telefonierend zurück. Diese kurzfristigen räumlichen Trennungen sollten mit wechselnden Anlässen geübt werden. Anfangs sollten Sie das Hinausgehen mit Worten unterstreichen: »Ich will mal schauen, ob die Post schon da ist.« Wenn Sie eine Pause brauchen, machen Sie das deutlich: »Buh, jetzt bin ich aber müde und muss mich mal ausruhen.« Dabei zeigen Sie Ihre Müdigkeit. Kinder lieben es, wenn Eltern schauspielern!

Die Zeiträume der räumlichen Trennung können schrittweise verlängert werden. Bei Misserfolg, Weinen oder wütendem Schreien sollte das Kind weder getadelt noch getröstet werden. Unangemessenes Verhalten sollte ignoriert oder mit einem missbilligenden Blick quittiert werden. Eskalationen müssen vermieden werden. Die lobende Zuwendung muss gegenüber dem Ignorieren oder Kritisieren deutlich überwiegen. Das heißt, das Kind darf nie überfordert werden, es lernt vor allem am Erfolg!

Ordnen Sie die alltäglichen Abläufe

Erhöht sensiblen Menschen erscheint alles wichtig. Sie haben Schwierigkeiten, Wesentliches vom Unwesentlichen zu unterscheiden, und so fühlen sie sich ständig überfordert. Dabei kann es helfen, die alltäglichen Abläufe vorübergehend zeitlich streng zu strukturieren. In diesem Zeitplan müssen sich alle wiederfinden. Das betrifft sämtliche wiederkehrenden Tätigkeiten, die Mahlzeiten, das Zubettgehen der Kinder, Haushaltsverrichtungen, vor- oder nachbereitende berufliche Aufgaben und die Freizeitaktivitäten. Dazu sollten auch Zeiträume gehören, in denen Sie sich bewusst und sinnvoll mit Ihrem Kind befassen. Die Vorhersehbarkeit und Zuverlässigkeit der Abläufe sind wichtig, für kleine Kinder mehr als für Erwachsene. Diese strenge Strukturierung sollte mit dem Fortschreiten der Selbstständigkeitsentwicklung des Kindes wieder gelockert werden.

Verlieren Sie die Lust am Tragen

Vielen Müttern fällt es nicht mehr auf, dass sie ihre Kleinen ständig mit sich herumschleppen. Während sie mit der Rechten das Kind auf der leicht abgeknickten Hüfte sitzend festhalten, bereiten sie ganze Mahlzeiten zu, saugen Staub und laufen zur Haustür, wenn der Briefträger klingelt. Es gibt kaum eine Verrichtung, die nicht auf diese Weise möglich wäre. Die Mütter meiner Patienten kommen mit dem Kind auf dem Arm ins Sprechzimmer, sitzen vor mir mit dem Kind auf dem Schoß, tragen es zur Untersuchungsliege und verabschieden sich mit dem Kind auf dem Arm, sei es ein, zwei oder vier Jahre alt. Es ist ein Automatismus, der in Fleisch und Blut übergegangen ist.

Obwohl nichts Grundsätzliches gegen das Tragen von Kindern einzuwenden ist, geht das ständige Herumtragen der Kinder, das die meisten Mütter AD-kranker Kinder praktizieren, weit über das notwendige Maß hinaus und ist Hinweis auf die misslungene Ablösung. Wenn dem Kind die Ablösung von der Mutter während der ersten 24 Lebensmonate nicht gelingt, entsteht ein Konflikt, der das ganze spätere Leben bestimmen kann. Der Psychiater C. G. Jung hat mit dem »Mutter-Komplex« die Folgen der verzögerten Ablösung beschrieben. Er unterschied den primären, positiven Mutter-Komplex vom negativen. Der positive Mutter-Komplex betont die Notwendigkeit der körperlichen Nähe der Mutter zum Neugeborenen und ihre intensive zärtliche Zuwendung. Mit dem negativen Mutter-Komplex meinte er die verzögerte Ablösung des einjährigen Kindes und deren Folgen. Er beschrieb diese behinderte Persönlichkeitsentwicklung und die längerfristigen Folgen sehr genau, und bis heute gibt es keine Ausführungen, die dem grundsätzlich widersprechen würden. Auch der Psychologe Werner Stangl spricht in seinen 2018 erschienenen Arbeitsblätter-News von »Too good Mothering – Probleme der Überversorgung, Überbehütung, Verwöhnung«.

Die Übergangsphase am Beginn des zweiten Lebensjahres, während der sich das Kind selbst wahrnimmt, ist der Zeitraum, in dem statistisch die häufigsten AD-Neuerkrankungen verzeichnet werden. Viele Erkrankungen klingen mit Eintritt in den Kindergarten spontan ab. Der Zusammenhang mit der abnehmenden mütterlichen Überfürsorglichkeit ist somit nicht zu übersehen. Wurde die schrittweise Ablösung des Kindes versäumt, sollte sie zeitnah nachgeholt werden – was jedoch oft schwierig ist. Sobald sich die Mutter abwendet, wird das Kind wütend und schreiend sein vermeintliches Recht auf ständige Zuwendung einfordern. Gibt die Mutter dem Protest nach, belohnt sie das Kind für sein Verhalten. Das Kind fühlt sich in seinem vermeintlichen Recht bestätigt. Ab dem zweiten Lebensjahr kann daraus ein scheinbar unlösbarer Mutter-Kind-Konflikt entstehen.

Was tun, wenn das Kind nicht essen will?

Mittagessen: Der neun Monate alte Jakob sitzt in seinem Hochstuhl, seine Mama davor mit einem Schälchen voll köstlichem Neocate-Gemüse-Hühnchen-Brei. Mit der Linken die abwehrenden Händchen in Schach haltend, folgt die Rechte mit dem Löffel Jakobs Mund, nach links, nach rechts, nach oben und nach unten. Dabei erklärt sie Jakob, dass er etwas essen müsse, um groß und stark zu werden und weil man ohne Essen nicht leben könne: »Schau, Mama mag den Brei auch, und wenn du dich nicht beeilst, ist er gleich alle!« Jakobs Gesicht und Mamas Bluse sind breiverschmiert, nachdem er unvermittelt zuschlägt und die Schale samt Löffel durchs Zimmer fliegt.

Mehrheitlich empfehlen Kinderärzte, im fünften Lebensmonat die Beikost einzuführen. Für die meisten Säuglinge ist das ein völlig normaler Vorgang, der keine Schwierigkeiten bereitet. Haben Sie schon mal die hypoallergene Spezialsäuglingsmilch Neocate probiert? Hochsensible Kinder haben einen sensiblen Geschmackssinn und hochsensible Mütter ein zartes Nervenkostüm. Die Probleme sind also programmiert. Hier einige Tipps für gelungene Mahlzeiten, ohne jedes Mal die Kleidung wechseln zu müssen:

Ritualisieren Sie die Mahlzeiten! Sie sollten das Kind nicht abfüttern. Essen ist für die Menschen ein Kulturgut, und das ist zunächst einmal keine Frage des Alters, sondern des Anspruchs, der mit den Jahren wächst, wenn er von Kindheit an als Wertvorstellung vermittelt wird. Mahlzeiten sollten nicht irgendwann und irgendwie stattfinden, sondern zu festgelegten Zeiten liebevoll vorbereitet und »zelebriert« werden. Auf die Mahlzeiten soll man sich freuen können, nicht nur wegen des Essens, sondern wegen des Rahmens. Ein liebevoll gedeckter Tisch, ein kleiner Blumenstrauß im Sommer oder eine Kerze im Winter, entspannende Musik wirken oft Wunder. Säuglinge und Kleinkinder haben sehr sensible Antennen für Stimmungen, erhöht sensible Kinder erst recht.

Mahlzeiten finden üblicherweise zu bestimmten Zeiten statt. Es bleibt jeder Familie überlassen, Zeiten zu wählen, die den jeweiligen Umständen entsprechen; sie sollten sich aber nicht ständig ändern. Sensible Kinder haben eine innere Uhr, die wir stellen und an der sie sich orientieren. Sie registrieren geringe Abweichungen, und es überkommt sie eine innere Unruhe, wenn nicht das eintritt, was sie unbewusst erwarten. Und wenn es doch passiert, dann freuen sie sich.

Beziehen Sie auch den Zeitraum ein, den Sie benötigen, um die Mahlzeit zuzubereiten. Das Kind sollte sich nicht langweilen und darf nicht übermüdet sein. Dabei greift das eine in das andere. Ein unselbstständiges, klammerndes Kind kann sich vor der Mahlzeit nicht alleine beschäftigen, sodass Mutter oder Vater keine Gelegenheit zur Vorbereitung haben. Wenn Sie noch ganz am Anfang stehen, sollten Sie die Mahlzeiten vorbereiten, während der Säugling seinen Vormittags- oder Nachmittagsschlaf hält. Kleinkinder sollten die Vorbereitungen als bedeutsamen Vorgang miterleben und möglichst daran beteiligt werden.

Die Dauer der Mahlzeiten sollte begrenzt werden. Haben Sie Geduld, wenn es die geplante Menge Brei nicht in der geplanten Zeit schafft. Es hat in der Regel aber keinen Sinn, die Mahlzeiten in der Hoffnung auszudehnen, dass man die Schale doch noch irgendwie leeren kann. Halten Sie am zeitlichen Rahmen fest und geben vor dem Zubettbringen ein Breifläschchen. Das ist zwar aus der Mode gekommen, ist aber in dieser Situation oft die einzige Möglichkeit, eine Eskalation zu vermeiden, die sich zwangsläufig negativ auf den Nachtschlaf auswirkt.

Lust aufs Essen kann man nicht erzwingen! Das »Essenlernen« ist fast immer Teil eines Gesamtkonzepts, für das sich die Eltern entscheiden müssen und das sorgfältig durchdacht und geplant sein will. Geben Sie dem Kind, wenn es danach verlangt, einen kleinen Plastiklöffel in die Hand, auch wenn es noch nichts damit anzufangen weiß. Die Familie sollte sich nicht auf das »Problemkind« konzentrieren, schon gar nicht, wenn es unruhig wird. Wenn es sich gegen das Füttern wehrt, sich die Augen reibt oder anfängt, sich zu kratzen, schauen Sie sofort weg, als hätten Sie es nicht gesehen, und beschäftigen sich mit ihrer eigenen Mahlzeit. Man kann einen Säugling nicht mit Gewalt füttern. Die Gründe für diese Probleme liegen fast immer in der Vorgeschichte. Das Kind ist aufgrund der versäumten Ablösung noch nicht so weit, 200 Gramm Brei mit dem Löffel zu essen. Wenn ein Kind sich sträubt, kann das auch ein Hinweis auf den Machtkampf zwischen ihm und der Mutter sein. Vor allem kleine Jungs widersetzen sich oft einer klammernden Mutter. Tatsächlich erkranken ein- bis zweijährige Jungs deutlich häufiger an AD als gleichaltrige Mädchen. So oder so muss man diese Kinder schrittweise an die notwendigen Breimengen heranführen.

Schlaf, Kindlein, schlaf!

Die 36-jährige Grundschullehrerin war vollkommen erschöpft. Sie hatte nächtelang auf der linken Seite gelegen und ihre zweieinhalbjährige Tochter festgehalten, damit sie sich nicht kratzen konnte. Etwa stündlich musste sie die Kleine stillen. Bei der geringsten Störung kratzte sich das Kind blutig. Inzwischen hatte die Mutter so starke Rückenschmerzen, dass sie sich kaum auf den Beinen halten konnte. Im Bett des Ehemanns, eines leitenden Bankkaufmanns, schlief die fünfjährige Tochter. Die Gesamtschlafzeit der Eltern betrug weniger als fünf Stunden pro Nacht. Die Eltern waren aufgrund der unruhigen Nächte übermüdet und längst an die Grenzen der Belastbarkeit gelangt.

Nahezu alle AD-kranken Säuglinge und Kleinkinder schlafen die ganze Nacht bei den Eltern oder werden im Verlauf der Nacht ins Elternbett geholt. Diese Eltern können sich nicht vorstellen, dass es ihrem Kind alleine besser gehen soll als im »Familienbett«. Aufgrund jahrzehntelanger Erfahrung behaupte ich: *Der ruhige Schlaf ist der Schlüssel zum Erfolg!*

Wie alle das Familienleben betreffenden Veränderungen sollten Eingriffe in die Schlafgewohnheiten sorgfältig vorbereitet werden. Sie müssen selbst von der Notwendigkeit überzeugt sein, sodass es nur noch um das »Wie« geht.

Die Schlafstörung ist einer der stärksten Störfaktoren überhaupt. Man kann das daran erkennen, dass die entscheidenden Kratzanfälle meistens in der Phase der Ermüdung oder beim Erwachen stattfinden. Die Eltern erleben es immer wieder: Das Kind kratzt sich den ganzen Tag nicht und sieht abends richtig gut aus. Die Gesichtshaut ist um die Wunden herum abgeblasst und oft völlig reizlos. Am folgenden Morgen aber ist das Kind nicht wiederzuerkennen. Sie haben nur einen Moment nicht aufgepasst, und schon hat es sich innerhalb weniger Minuten zerkratzt.

All diese Eltern könnten erleben, dass die Kinder allein ruhiger schlafen, die Krankheitssymptome nach der Trennung der Schlafplätze zusehends zurückgehen und sämtliche Familienmitglieder glücklicher sind als zuvor. Eine Studie der St. Joseph's University in Philadelphia bestätigt diese Erfahrung: Lässt man das Baby alleine schlafen, kommt es schneller zur Ruhe und wacht nachts seltener auf. Für atopische Dermatitis gilt die Faustregel: Wenn das kranke Kind allein durchschläft, können sich alle Beteiligten schon mal vorsichtig zurücklehnen.

Wie bei allen verspäteten erzieherischen Maßnahmen ist das Alter des Kindes ausschlaggebend. Einen neun Monate alten Säugling an das Schlafen im Kinderzimmer zu gewöhnen, ist ungleich einfacher, als einen Eineinhalb- oder Zweijährigen von der Notwendigkeit eines Schlafplatzwechsels zu überzeugen.

So gelingt das Schlafenlernen!

Die Eltern sollten dem Kind am Tag X unmissverständlich zu verstehen geben, dass sie selbst den Anspruch auf einen ungestörten, erholsamen Schlaf haben und zukünftig nicht ohne zwingenden Grund auf dieses Recht verzichten werden. Diese Erklärungen sollten mit dem notwendigen Ernst und Nachdruck abgegeben werden. Bei Säuglingen entscheidet das Ritual, das ähnlich wie bei den Mahlzeiten genau überlegt sein will. Noch zwingender als bei den Essenszeiten ist die Einhaltung der Schlafphasen. Damit dieses Ritual ungestört und möglichst immer zur selben Zeit ablaufen kann, ist auch beim Zubettbringen die Vorbereitung entscheidend. Hier sind ebenfalls der Rahmen und die Atmosphäre wichtig, in denen das Ganze abläuft. Das Kind soll sich auf *sein* Bett freuen.

Das Kinderbett sollte idealerweise im Kinderzimmer stehen, sodass sich das Kind beim Erwachen in seiner vertrauten Umgebung wiederfindet. Vor dem Einschlafen sollten keine aufregenden Ereignisse und keine stressigen Auseinandersetzungen stattfinden. Das Einschlafen und das Erwachen sollten »ritualisiert« werden: immer die gleichen Abläufe in einer entspannten Atmosphäre, beispielsweise mit leiser Einschlafmusik oder einer schönen Geschichte. Es ist nicht notwendig, so lange zu singen oder zu lesen, bis das Kind schläft.

In den ersten Nächten nach der Verlegung des Schlafplatzes kann das Kind erwachen, unruhig werden oder anfangen zu weinen. Sie sollten nicht zu schnell versuchen, es zu beruhigen, aber auch nicht so lange warten, bis es sich in einen Schreianfall hineinsteigert. Gehen Sie, ohne das Licht anzumachen, mit beruhigenden Worten in das Kinderzimmer, streichen Sie Ihrem Kind über den Kopf und decken es zu. Gähnen Sie dabei hörbar! Bei ausreichendem Sprachverständnis machen Sie Ihrem Kind klar, dass Sie sehr müde sind und schlafen möchten. Bei weiteren Unterbrechungen des Schlafs sollten Sie jedes Mal etwas länger warten und sich nicht länger als eine Minute im Kinderzimmer aufhalten.

Wir haben im klinischen Rahmen selten länger als zwei Tage gebraucht, um das Kind von den Vorzügen des eigenen Bettes zu überzeugen. In keinem Fall haben sich infolge der veränderten Schlafgewohnheiten Erziehungsprobleme oder psychische Auffälligkeiten entwickelt.

Hilft längeres Stillen?

Der dreieinhalbjährige Emil lag eingerollt wie ein junger Hund auf dem Schoß seiner Mutter und sog an ihrer linken Brust. Frau B. unterhielt sich mit dem Arzt, als ginge es um die Konditionen eines Kleinkredits. Fiel Emils Name, murmelte er nuckelnd: »Nein, Mama, das will ich nicht!« »Keine Angst, Emil, du musst gar nichts«, beruhigte ihn die Mutter und streichelte sein fleckiges, schuppiges Gesicht und seine langen blonden Haare. Frau B. war überzeugt, Emil damit am besten zu helfen.

Die ideale Nahrung für einen Säugling ist laut Weltgesundheitsorganisation (WHO) erstens Muttermilch aus der Brust der Mutter, zweitens abgepumpte Milch, drittens Milch von einer anderen Frau. Für Muttermilch spreche, dass sie nährstoff- und energiereich sei, dem Baby einen natürlichen Immunschutz gebe und Allergien verhindere. Nicht zuletzt fördere das Stillen eine innige Beziehung zwischen Mutter und Kind. Sieht man von Kindern mit hochgradigen Nahrungsmittelallergien ab, spricht eigentlich alles für möglichst langes Stillen. Tatsächlich gibt es aber mindestens ebenso viele Argumente gegen das verlängerte Stillen:

Mehr als 300 synthetische Chemikalien lassen sich in Muttermilch nachweisen. Es werden immer mehr neue gefährliche Stoffgruppen wie Weichmacher, Flammschutzmittel und Duftstoffe gefunden, so eine Studie des Bundes für Umwelt und Naturschutz Deutschland (BUND) und der Ruhr-Universität Bochum.

Die Sorge um den mütterlichen Immunschutz

Den Immunschutz erhält das Neugeborene schon vor der Geburt durch bestimmte Antikörper der Mutter, die durch die Plazenta in sein Blut übergetreten sind. Diese Stoffe bleiben noch Wochen und Monate aktiv. Darüber hinaus erfolgt der Immunschutz durch das Stillen vor allem in den ersten beiden Tagen mit dem Kolostrum, das besonders reich an Stoffen ist, die die Immunabwehr fördern.

Langzeitgestillte Kinder entwickeln häufiger Allergien

Wissenschaftliche Allergologen raten, Kinder vier Monate lang voll zu stillen und anschließend mit dem Nahrungsaufbau zu beginnen. Dies ist aufgrund des steigenden Nährstoffbedarfs sinnvoll, zudem spiele die Beikost eine Rolle bei der Allergieprävention: Je früher Kinder Allergenen aus der Nahrung ausgesetzt werden, desto besser lernt das Immunsystem, mit ihnen zurechtzukommen. Damit widersprechen die Experten der weitverbreiteten Meinung, langes, ausschließliches Stillen schütze vor Allergien. Dafür gibt es aus Sicht der Allergieprävention keine Belege [21].

Das verlängerte Stillen fördert nicht die psychosoziale Entwicklung des Kindes

Das Stillen ist für die psychische Entwicklung des Neugeborenen bis zum sechsten Lebensmonat wichtig, aber nicht überlebensnotwendig. Es gibt keinerlei Hinweise darauf, dass sich langzeitgestillte Kinder besser entwickeln als normal oder nicht gestillte Kinder. Zu diesem Ergebnis kommen Gesundheitsforscher der Ohio State University in einer groß angelegten Studie.

Achtung! *Von der Nutzung eines Beruhigungssaugers rate ich dennoch ab. In jedem Fall muss auf eine rechtzeitige Entwöhnung geachtet werden. Ab dem ersten Geburtstag sollte er, wenn überhaupt, nur noch zum Einschlafen zum Einsatz kommen, nicht mehr tagsüber. Spätestens ab dem zweiten Geburtstag sollte er ganz abgewöhnt sein. Nach Meinung von Experten überwiegen hier deutlich die Nachteile wie eine gestörte Sprachentwicklung, Zahnfehlstellungen, Kieferfehlbildungen, häufige Mittelohrentzündungen sowie gefährliche Inhaltsstoffe (Bisphenol).*

Das Problem mit dem Krankheitsgewinn

Mehr oder weniger unbewusst zieht jeder Kranke einen Nutzen aus seinem Zustand, beispielsweise durch die Freistellung von Aufgaben und Verpflichtungen. Auch unangenehme Situationen oder Konflikte lassen sich auf diese Weise vermeiden. Das ist bei Kindern nicht anders. Durch Krankheit entgeht das Kind beispielsweise einer Klassenarbeit, auf die es ungenügend vorbereitet ist. Man spricht dann von einem *primären Krankheitsgewinn*.

Wenn das Kind aufgrund seines Gesundheitszustands übergroße Aufmerksamkeit und Mitgefühl seitens der Eltern genießt, kann es sein, dass es sogar versucht, die Krankheit hinauszuzögern, um diese Zuwendung auch weiterhin zu erfahren. Ein Kind, dessen Krankheitsgewinn die negativen Begleiterscheinungen der Symptomatik auf- oder überwiegt, zeigt eine geringere Bereitschaft, aktiv an der Krankheitsbewältigung mitzuwirken.

Vermeiden Sie bei der Pflege und Versorgung des kranken Kindes bewusst eine übertrieben zärtlich-tröstende Zuwendung. Verhalten Sie sich stattdessen betont normal.

Die zehn Gebote der Eltern-Kind-Interaktion

1. Eltern sollten aufhören, ihr Kind als einen Teil ihrer selbst zu betrachten;
2. den ängstlich-vermeidenden, überbehütenden Erziehungsstil abbauen;
3. symbiotische Eltern-Kind-Beziehungen beenden und die Selbstständigkeitsentwicklung des Kindes fördern;
4. das Kind als eigenständige Persönlichkeit würdigen und akzeptieren;
5. die eigenen Motive hinterfragen und die Ziel- und Wertvorstellungen überdenken;
6. übereinstimmende Erziehungsziele und Regeln des Zusammenlebens entwickeln;
7. Einvernehmlichkeit in Bezug auf den Erziehungsstil herstellen;
8. authentisch auftreten und die eigenen Gefühle durch Gesichtsausdruck, Körperhaltung und Gesten deutlich machen;
9. die Anforderungen immer am jeweiligen Entwicklungsstand orientieren.
10. Das Lob und die Anerkennung sollten gegenüber dem Tadel eindeutig überwiegen.

DIE EIGENVERANTWORTLICHE BEHANDLUNG DER ATOPISCHEN DERMATITIS

Mit 0,2 Quadratmetern Körperoberfläche beim Säugling und bis zu zwei Quadratmetern beim Erwachsenen ist die Haut nach dem Darm (400 bis 500 Quadratmeter) und den Lungenbläschen (70 bis 150 Quadratmeter) die größte Grenzfläche des menschlichen Gesamtorganismus. Die Grenzflächen sind äußeren Einflüssen intensiver ausgesetzt als alle anderen Organe. Die Intensität der Sonnenstrahlen, die Feinstaubbelastung der Atemluft und die mit zahllosen Zusatzstoffen belastete Nahrung machen den Menschen zunehmend zu schaffen. Weil die Haut und die Schleimhäute ein verbundenes Grenzflächensystem darstellen, verstärken sich die Störungen gegenseitig. Wir sollten uns also dessen bewusst sein, was wir unserer Haut und den Schleimhäuten zumuten.

Die Haut – ein Wunderwerk der Natur

Wie bereits erwähnt, besteht ein unmittelbarer Zusammenhang zwischen Haut und Nervensystem. Mit ihrer Fähigkeit zu empfinden ist sie selbst ein *Sinnesorgan* und damit Teil der Sinnesempfindungen. Die Schreckensbleiche oder die Schamesröte zeigen, dass sie auch auf Informationen des zentralen Nervensystems reagiert. Der Haut kommt somit die schwierige Aufgabe zu, zwischen dem Innen und dem Außen zu vermitteln.

Die Oberhaut (Epidermis) hat Barriere- und Schutzfunktionen. Sie ist dicht mit Bakterien und Pilzen besiedelt, die einen natürlichen Bestandteil der Hautoberfläche darstellen und als Hautflora bezeichnet werden. Die Symbiose mit diesen Keimen schützt nicht nur die Haut selbst, sondern den Gesamtorganismus vor der Invasion durch krank machende Keime. Außerdem bietet die oberste Schicht, die Hornschicht, auch Schutz vor UV-Strahlung durch die Pigmentbildung und den Schweiß.

Die Oberhaut atmet Sauerstoff und gibt Kohlendioxid und Stickstoff ab. Zur Regulation des Flüssigkeitshaushaltes kann Wasser aufgenommen oder abgegeben werden. Sie dient außerdem als Transportmedium für Salze, Nahrungsstoffe oder zur Abgabe von Ausscheidungsprodukten.

Die Lederhaut (Cutis) als zweite Schicht der Haut enthält Kollagen und Elastinfasern für die Dehnbarkeit und Elastizität der Haut. Rezeptoren und Nervenenden geben der Haut die Sensibilität, Blutgefäße und Schweißdrüsen sorgen für die Temperaturregulierung. Die Cutis beherbergt einen wesentlichen Teil des Immunsystems. Die sogenannten Mastzellen enthalten Botenstoffe, die bei wiederholtem Kontakt mit einem Antigen Botenstoffe (Histamin) ausschütten und damit die gesamte Umgebung in einen »Alarmzustand« versetzen. Makrophagen (Fresszellen) sollen die feindlichen Fremdstoffe verzehren. In dieser Hautschicht läuft auch die sogenannte IgE-vermittelte allergische Reaktion ab.

Die Unterhaut (Subcutis) besteht im Wesentlichen aus dem Unterhautfettgewebe, einer Isolatorschicht, mit der die Unterkühlung verhindert wird.

Unnötige pflegende oder therapeutische Eingriffe wirken sich grundsätzlich negativ auf die Gesundheit der Haut aus. Dieser Grundsatz gilt auch für die Behandlung der atopischen Dermatitis. Die Entzündung der Haut ist eine Folge psychoneuroimmunologischer Vorgänge, die generell nicht mit Salben behandelt werden können. Die Haut des AD-kranken Kindes sollte in ihren eigenen Bemühungen lediglich unterstützt werden.

Die Grundprinzipien der Hautpflege

Aktive Auseinandersetzung statt Vermeidung

Man sollte sich von dem Irrglauben verabschieden, dass die Vermeidung von sogenannten »Provokatoren«, vermeintlichen Störfaktoren, Besserung bringen würde. Immer mehr forschende Allergologen sehen das mittlerweile ähnlich. Die meisten Dermatologen sind von diesem Sinneswandel allerdings noch weit entfernt. Die Vermeidung von Störfaktoren ist ein fester Bestandteil der individuellen Therapie, darunter fallen etwa Textilien (zum Beispiel Wolle), Schwitzen, falsche Hautreinigung, bestimmte berufliche Tätigkeiten (feuchtes Milieu, stark verschmutzende Tätigkeiten), Tabakrauch, unzählige Allergene, Mikroben, klimatische Faktoren wie extreme Kälte und/oder Trockenheit, hohe Luftfeuchtigkeit, psychischer Stress sowie emotionale oder hormonelle Faktoren bei Schwangerschaft und Menstruation. Die konsequente Einhaltung der Vermeidungsempfehlungen ist kaum möglich. Wie sollen die Schwangere oder der Pubertierende ihre Hormone in Schach halten, wie soll der Atopiker seine Emotionen kontrollieren, psychischen Stress, Schmutz, Schweiß oder Mikroben vermeiden? Auf der Seite der Betroffenen besteht grundsätzlich eine ängstliche Vermeidungshaltung, die zur vermehrten Ängstlichkeit und psychischen Überempfindlichkeit führt. Vermeidungsempfehlungen, die nicht oder nur unvollständig befolgt werden können, ergeben keinen Sinn! Sie verursachen nur ein schlechtes Gewissen und Angst vor den Konsequenzen.

Die Selbstregulationsfähigkeit anregen

Jedes Organ ist aktiv an der Aufrechterhaltung des Gleichgewichts des Gesamtorganismus beteiligt. Es verliert diese Fähigkeit relativ rasch, wenn seine Funktionen nicht genutzt werden. Das ist eigentlich eine Binsenweisheit, und trotzdem wirbt ein namhafter Pharmahersteller mit einem Fernsehclip, in dem behauptet wird, die Haut leiste schon bei einer geringen Verletzung Schwerstarbeit, bei der sie unterstützt werden müsse. Wenn die Haut vom ersten Lebenstag an mit allen möglichen, oft antiseptischen, feuchtigkeitsspendenden Pflegemitteln substituiert wird, verliert sie früh ihre wichtigsten Funktionen, vor allem die natürliche Fähigkeit zur Regulierung des Flüssigkeitshaushaltes, zum Stoffaustausch sowie die Schutz- und Abwehrfunktion. Es versteht sich eigentlich von selbst, dass eine so malträtierte Haut empfindlicher und anfälliger für Krankheiten ist. Das allein macht noch kein Ekzem, die Überversorgung der Haut ist aber wie alles, was im Übermaß angeboten wird, schädlich und kann die Entwicklung einer Hautkrankheit begünstigen. Wie oben beschrieben ist die Haut in der Lage, sich an verschiedene Situationen anzupassen, sich gegen Eindringlinge zu wehren und eingetretene Schäden selbstständig zu reparieren – wir müssen das nur zulassen. Bei allem, was wir unserer Haut zumuten, sollten wir uns fragen, ob es ihr nützt oder eher schadet. Man sollte alles unterlassen, was sie selbst schafft, und sie nur dann in ihrem Bemühen unterstützen, wenn sich ihre Möglichkeiten offensichtlich erschöpfen.

Nass auf nass und trocken auf trocken!

Ein Übermaß an Nässe wird die Haut ebenso auszugleichen versuchen wie zu viel Trockenheit. Das heißt, wenn man ein nässendes Ekzem mit einer wässrigen Lösung behandelt, wird die Haut das Übermaß an Nässe kompensieren wollen. Umgekehrt wird eine trockene Haut durch wenig Wasser enthaltende Anwendungen angeregt, Wasser nach außen abzugeben.

Nässende Ekzeme sollten also primär feucht behandelt werden, z. B. mit Zinnkrauttee-Umschlägen. Bei trockenen Ekzemen, bei denen die Haut nicht einzureißen droht und zudem eher blass aussieht, ist es oftmals sinnvoll, die Haut gar nicht lokal zu behandeln oder eine trockene Zubereitung, beispielsweise eine Paste, zu verwenden. Die regelmäßige Anwendung von feuchtigkeitsspendenden Pflegemitteln schadet der Barrierefunktion.

Keine großflächige Anwendung von Salben und Cremes

Durch großflächiges Eincremen kommt es mitunter zum Hitzestau, und die Hautatmung wird behindert. Auf diese Weise kann der Juckreiz verstärkt oder sogar erst hervorgerufen werden! Insbesondere im Sommer zeigt sich dieses Problem des ungünstigen Wärmestaus häufig. Wir sollten das Ekzem deshalb immer streng lokal mit der denkbar geringsten Menge der Salben oder Cremes behandeln. Die Kleidung sollte den Außentemperaturen angepasst werden.

Ein Problem im Sommer ist somit auch der Sonnenschutz, denn durch Sonnencreme kann ebenfalls ein Wärmestau verursacht werden. Der textile Sonnenschutz, bestehend aus lockerer langer Kleidung, ist besonders empfehlenswert, und allzu lange Aufenthalte in der Sonne sind ohnehin besser zu vermeiden. Als Sonnencreme hat sich z. B. Mikrosonne 30 bewährt, aber auch hier ist die individuelle Verträglichkeit unterschiedlich.

Schmutz als Schutz?

Auf der normalen Haut verhindern eine natürliche Bakterienflora und ein von den Talgdrüsen gebildeter Säureschutzfilm das Eindringen krank machender Bakterien. Wird dieser Schutzmantel durch Waschlotionen, Seifen und heißes Wasser abgewaschen, dauert es bei gesunder Haut ca. 30–60 Minuten, bis sich der Schutzfilm regeneriert. Bei atopischer Dermatitis kann es mehrere Stunden dauern. So besteht eine erhöhte Gefahr für das Eindringen von Bakterien und für entstehende Superinfektionen. Daraus folgt: Ausgedehntes, heißes Baden beziehungsweise Duschen und die häufige Verwendung von Waschlotionen und Seifen vermeiden! Klarwasserwaschungen mit warmem Wasser sind zu bevorzugen. Hautbereiche, wo sich sogenannte Duftdrüsen befinden, die unangenehmen Körpergeruch hervorrufen können, also im Genitalbereich und im Bereich der Achselhöhlen, Hände und Füße, sollten mit hautschonenden Waschlotionen gereinigt werden. Großflächige Anwendung von Seifen ist keine sinnvolle Hygiene, sondern raubt der Haut ihren natürlichen Schutz!

Medikamente und ihre Zubereitung

Die Zahl der Arztbesuche und der Medikamentenbedarf sinken oft drastisch, wenn der Patient beziehungsweise seine Eltern damit beginnen, selbstständig und eigenverantwortlich zu agieren. Es bedarf keines Medizinstudiums, um eine Hautentzündung bedarfsgerecht zu behandeln. Es müssen aber einige Grundbegriffe geklärt werden, damit die nachfolgenden Therapieempfehlungen verständlich werden. Bei den äußerlich anwendbaren dermatologischen Medikamenten ist die Konsistenz, d. h. unter anderem der Wassergehalt, wichtig. Eine stark wasserhaltige Zubereitung wirkt beispielsweise intensiver als eine trockene. Die Anwendung von wasserhaltigen Zubereitungen darf aber nicht zu lange dauern, sonst leidet die Barrierefunktion der Haut, und sie trocknet nach Absetzen stark aus. Bei nachfolgend aufgeführten Zubereitungen nimmt der Wassergehalt von oben nach unten ab.

Lotio

Eine Lotio ist eine äußerlich anzuwendende flüssige Zubereitung mit beruhigenden, juckreizstillenden und austrocknenden Wirk- und Hilfsstoffen. Kommt bei akuten, nässenden Ekzemen zum Einsatz. Beispiel: Bolius Lotion (Rezeptur: Bolus alba 50.0, Aqua dest. 25.0, Glycerin 25.0), Tannosynth Lotio®.

Salbe

Salben kommen bei akuten trockenen oder nässenden Entzündungen, d. h. großflächigen Rötungen und intensivem Juckreiz, zur Anwendung. Beispiel: Rescue Salbe (6 Rescue-Tr. in Unguentum emulsificans aquosum 70 %).

Creme-Salbe

In der Zwischenphase nach Besserung des akuten, nässenden Ekzems. Beispiel: Asche Basis Med Fettcreme oder Bolus alba Salbe (Rezeptur: Bolus alba 15.0, ol olivarum 10.0, Vaselinum album 25.0) oder Salicyl-Vaseline 1 bis 3 % (Rezeptur: Acid salicyl Pulv Subt 0.5, Vaselinum album ad 50.0, zur Auflösung von Hautverdickungen, Krusten).

Creme

Anwendung bei abklingendem Schub, beispielsweise Linola® oder Wolff Basiscreme® halbfett.

Paste

Pasten sind bei allen trockenen Hautentzündungen angezeigt. Bei der chronischen Form der Neurodermitis beispielsweise die Bolus Paste (Rezeptur: Bolus alba 25.0, Vaselinum album 25.0).

Lösungen

Beispielsweise Kaliumpermanganat-Lösung 1% und Eosin-Lösung 1% zur bakteriostatischen Behandlung bakterieller Hautinfektionen.

Das Anlegen von Verbänden

Verbände sind angezeigt, wenn die vorgeschädigte Haut gegen Kratzattacken und starke Verschmutzung geschützt werden muss, damit der Heilungsprozess bis zum vollständigen Wundverschluss nicht behindert wird. Außerdem kann die Wirkung von Pflegewirkstoffen durch Verbände verstärkt werden. Sie müssen sich

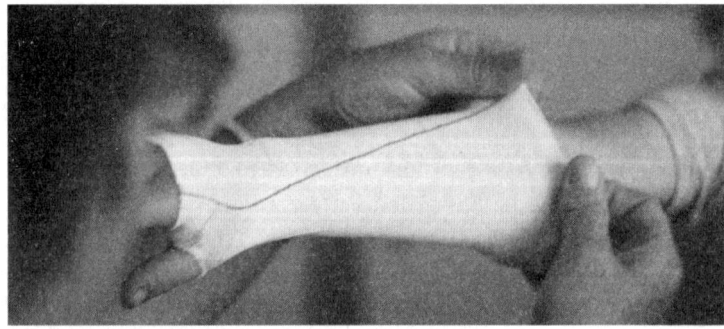

Abbildung 3: Anlegen eines Schlauchverbandes © familyandme

aber nicht wegen jeder Änderung des Hautbildes an die Arztpraxis wenden, das lässt der Praxisbetrieb nicht zu. Das heißt, das Anlegen von Verbänden sollten Sie selbst erlernen. Das ist auch gar nicht so schwer. Es gibt nur zwei Formen des sogenannten *Okklusiv-Verbandes*: den zum Schutz und den zu Therapiezwecken. Wichtig sind die Letzteren, die sogenannten *fett-feuchten Verbände*.

Empfehlenswerte Verbandsmaterialien

- Säuglingsarm: Coverflex® Größe 1 (rot) bis 2 (grün)
- Säuglingsbein: Coverflex® Größe 2 (grün) bis 3 (blau)
- Säuglingskopf: Coverflex® Größe 4 (gelb)
- Säuglingsrumpf: Coverflex® Größe 4 (gelb)
- Schulkindarm: Coverflex® Größe 2 (grün) bis 3 (blau)
- Schulkindbein: Coverflex® Größe 3 (blau) bis Größe 4 (gelb)
- Schulkindrumpf: Coverflex® Größe 5 (orange)

Beim Verbinden von Körperteilen, die nicht mit Schlauchverbänden bedeckt werden, können Lastotel elastische Fixierbinden® in der Größe 4 bis 12 cm verwendet werden.

Achtung: *Von Klebefolien (zum Beispiel Suprasorb F Folien-Wundverband® oder Fixomull Stretch selbstklebender Verband) wird wegen der hautreizenden Nebenwirkungen abgeraten.*

Der fett-feuchte Verband

Eine besondere Form des Verbandes ist der *fett-feuchte Verband*. Diese Behandlungsweise ist bei der subakuten bis akuten AD mit starker Rötung und intensivem Juckreiz angezeigt. Diese Behandlungsweise kühlt, intensiviert die Pflegewirkung, lindert den Juckreiz, beschleunigt die Hauterneuerung und verhindert durch die Feuchtigkeitsansammlung das Verkleben des Verbandes mit dem Wundgrund. Bei intakter Oberhaut kommt es außerdem zu einer

Quellung und damit Auflockerung der Hornschicht, welche die Aufnahme von Arzneistoffen beschleunigt.

Vorbereitung

1. Länge und Weite des Schlauchverbandes bestimmen, zurechtschneiden und bereitlegen.
2. Sind größere Flächen am Rumpf betroffen, können auch Baumwollwindeln oder Handtücher eingesetzt werden.
3. Schüssel mit lauwarmem Wasser zum Durchfeuchten eines Schlauchverbandes bereitstellen.
4. Kaliumpermanganat-Lösung oder andere antiseptische Lösung zum Abwaschen vorbereiten.
5. Eine passende Salbe, beispielsweise Rescue-Salbe, bereitlegen.

Anleitung zum Anlegen des fett-feuchten Verbandes

1. Die betroffene Haut, beispielsweise die Arme, mit einer antiseptischen, juckreizlindernden Waschlösung (etwa Kaliumpermanganat) reinigen und trocknen lassen,
2. mit einer passenden Salbe behandeln,
3. mit einem feuchten Schlauchverband oder feuchtem Tuch abdecken und
4. darüber einen trockenen Strumpfverband ziehen oder ein trockenes Tuch legen.

Bei großflächiger Ausdehnung können beispielsweise beide Beine oder der ganze Rumpf mit feuchten Tüchern bedeckt werden. Das Kind sollte mit einer trockenen Decke zugedeckt werden. Diese Form der fett-feuchten Anwendung kann nach Bedarf wiederholt werden.

DIE ATOPISCHE DERMATITIS/NEURODERMITIS

Merke: *Damit das Verbandsmaterial nicht mit der wunden Haut verkleben kann, sollte der fett-feuchte Verband spätestens nach vier bis sechs Stunden gewechselt werden.*

Der fett-feuchte Kopfverband

Vor allem bei Säuglingen und Kleinkindern sind die konvexen Körperteile und im besonderen Maß der Kopf betroffen. Das

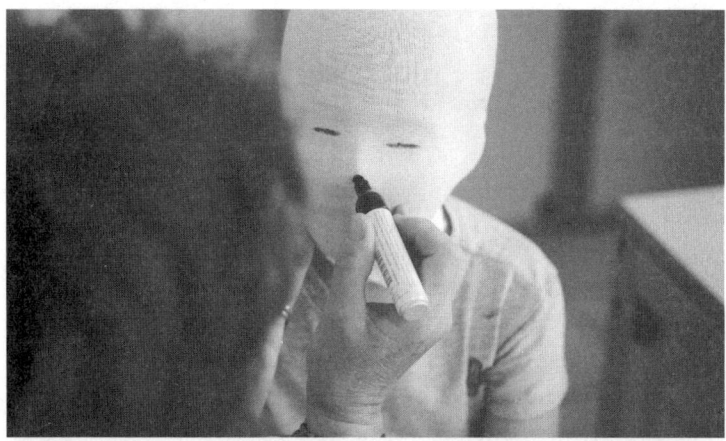

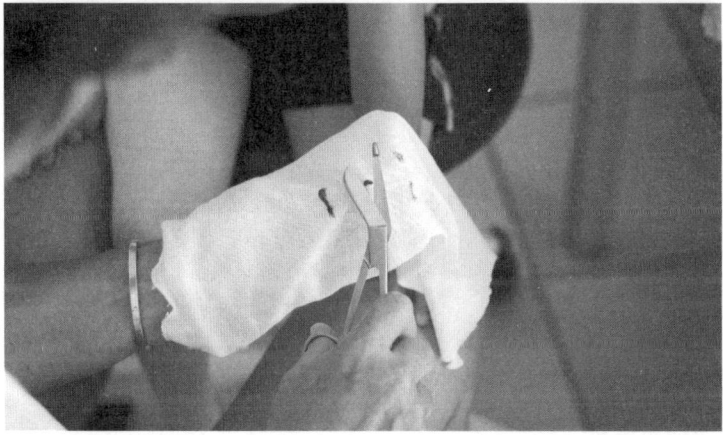

Abbildungen 4 und 5: Vorbereitung eines Kopfverbandes © familyandme

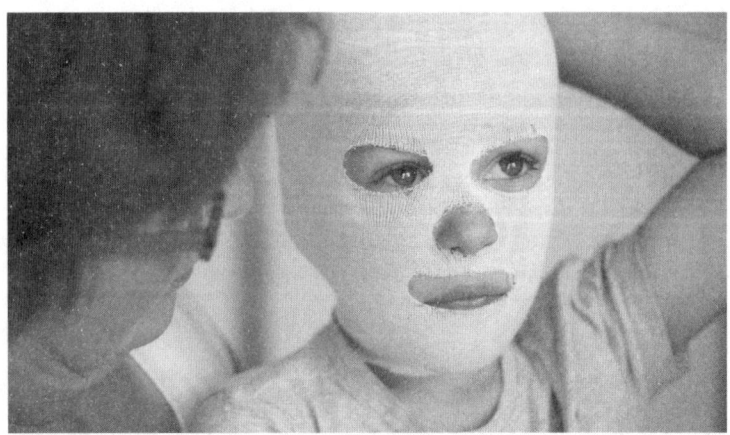

Abbildung 6: Fertiger Kopfverband © familyandme

Ekzem des Gesichts und des Halses kann erschreckende Ausmaße annehmen und widersetzt sich oft hartnäckig jeder offenen Behandlung. Die Wundheilung ist dadurch erschwert, dass die Kinder bewusst oder unbewusst die aufgetragenen Salben abwischen, die Wunden durch Kratzen und Reiben immer wieder aufreißen und dabei Schmutz und Keime in die geschädigte Haut bringen, sodass es zu stets neuen Infektionen kommt.

Das Anlegen eines fett-feuchten Kopfverbandes gelingt bei einem Säugling eigentlich immer im ersten Anlauf. Dagegen stellt der Kopfverband bei einem Kleinkind oft eine echte Herausforderung dar und erfordert eine gute Vorbereitung, Ruhe, Geduld und ein wenig Geschick. Wie auf dem Foto oben dargestellt, sollte bei einem ängstlichen Kleinkind die ganze Prozedur möglichst spielerisch und unter Umständen mit der Veranschaulichung durch die Eltern erfolgen.

Vorbereitung und Anlegen des fett-feuchten Kopfverbandes

Wie beim fett-feuchten Verband beschrieben, ist die penible Vorbereitung wichtig. Legen Sie sich die benötigten Dinge griffbereit zurecht, bewahren Sie Ruhe, und sprechen Sie gleichermaßen beschwichtigend und aufmunternd mit Ihrem Kind.

1. Probeweises Anlegen des trockenen Schlauchverbandes und Markieren der Öffnungen für die Augen, die Nase und den Mund mit einem Filzmarker.
2. Abnehmen des Schlauchverbandes und Ausschneiden der Öffnungen bei mehreren Verbänden nach dem vorliegenden Muster.
3. Das Gesicht beispielsweise mit schwarzem Tee abwaschen und die ausgewählte Salbe auftragen.
4. Einen Verband in lauwarmes Wasser tauchen, auswringen und beherzt über den Kopf des Kindes ziehen, sodass die Öffnungen passen.
5. Einen trockenen Verband ebenso zügig über den Kopf streifen und
6. das Kind beruhigen und möglichst rasch zu Bett bringen.

Die ständig angepasste dermatologische Behandlung

Das Geheimnis der erfolgreichen dermatologischen Minimaltherapie liegt in der ständig neu angepassten Behandlung. Bei dieser Form der Hautbehandlung gibt es keine über mehrere Tage oder gar Wochen reichenden Empfehlungen und Verordnungen, sondern immer nur das »Hier und Jetzt«: Was erfordert die kindliche Haut in diesem Moment? Die Regenerationsfähigkeit der kindlichen Haut übertrifft die der erwachsenen bei Weitem. Die Symptome sind im Kindesalter derart flüchtig, dass die Therapieentscheidung vom Morgen schon zur Mittagzeit überholt sein kann.

Wenn das Kind grundsätzlich einem Stadium zugeordnet werden konnte, weiß man lediglich, womit unter Umständen zu rechnen ist, es bedeutet aber nicht, dass vorsorglich mehr oder weniger intensiv behandelt werden müsste. Eine an sich harmlose subakute (leichte) Form kann beim Zusammentreffen mehrerer Belastungen wie Zahnungsbeschwerden, einem Infekt oder psychischem

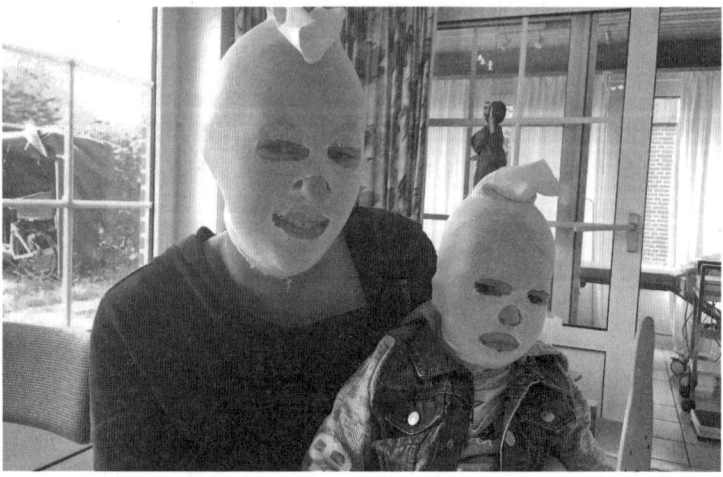

Abbildung 7: Die Einbeziehung der Mutter macht es leichter. © Liffler

Stress innerhalb von Minuten zu einem Bild führen, das an eine schwere akute Form erinnert. Anders als diese wird sich die leichte Form nach einer kurzfristig angepassten Behandlungsweise rasch erholen. Andererseits kann sich eine schwere hochakute atopische Dermatitis unter veränderten Verhältnissen, beispielsweise stabilen Schlafgewohnheiten, erstaunlich schnell beruhigen, sodass auf die bisherige intensive Behandlungsweise verzichtet werden kann. Der Übergang von einem Stadium in das nächsthöhere oder niedrigere ist möglich. Die Grenzen verlaufen fließend.

Das heißt, die Behandlung erfolgt nicht nur *stadien-*, sondern vor allem stets *bedarfsgerecht* mit einer gewissen Tendenz zur Entwöhnung. Zur Verschlechterung kommt es meist bei Müdigkeit, im Rahmen von Machtkämpfen mit den Eltern oder nach andauernder einseitiger medikamentöser Unterdrückung. Die richtige Einschätzung des Stadiums ist für die Behandlungsplanung notwendig. Entsprechend dem jeweiligen Stadium und den zu erwartenden Problemen sollte man sich mit den wahrscheinlich notwendigen Verbandsmaterialien und Medikamenten versorgen, um ohne Verzug die richtige dermatologische Maßnahme ergreifen zu können.

Diese Strategie ist für alle Stadien und Verlaufsformen der atopischen Dermatitis angezeigt. Bei den Übergangsformen zur chronischen Neurodermitis und bei ihrem Vollbild sollten grundsätzlich die medizinischen Leitlinienempfehlungen beachtet werden, es sei denn, der Patient lehnt eine solche Behandlung grundsätzlich ab.

DIE MEDIKAMENTÖSE BEHANDLUNG DER VERSCHIEDENEN STADIEN
(siehe dazu Übersichttabelle 7 im Anhang)

Die leichte (subakute) atopische Dermatitis

Entwicklung und Verlauf

Etwa 60 Prozent der Fälle im Säuglings- und Kleinkinderalter muss man der subakuten Verlaufsform zuordnen. Es finden sich selten nennenswerte Allergien. Bei den Eltern besteht keine oder nur eine geringe familiäre Veranlagung zu Erkrankungen des atopischen Formenkreises. Oft zeigt aber mindestens ein Elternteil deutliche Merkmale der erhöhten oder hohen SPS.

Die subakute AD kann ein Hinweis auf den Beginn einer Atopiker-Karriere sein: Die Kinder haben die Empfindlichkeit von den eigenen Eltern geerbt. Deren Erziehungsverhalten kann die SPS der Kinder verstärken, sodass eine Überreizung und die Weiterentwicklung der atopischen Veranlagung drohen. Das überbehütende Verhalten und die symbiotischen Eltern-Kind-Beziehungen sind in diesen Fällen die entscheidenden Faktoren. Mit der Übernahme in den Kindergarten gelingt der überfällige Ablösungsprozess in den meisten Fällen, den Kindern geht es in der Regel innerhalb weniger Wochen besser. Gelingt die Ablösung nicht, können diese vermeintlich »leichten Fälle« durchaus in akute oder gar zunehmend chronische Formen der AD übergehen.

Eltern davon zu überzeugen, dass sie den Kindern mit ihrer übergroßen Liebe den Weg ins Leben eher erschweren als erleichtern, ist oft langwieriger als die Behandlung einer komplizierten körperlichen Erkrankung. Erhöht Sensible sind häufig offen gegenüber alternativen Heilverfahren und deshalb eine bevorzugte Zielgruppe selbst ernannter Experten und Laienratgeber, die mit mehrheitlich völlig ungesicherten Behauptungen zur Verunsicherung der Eltern beitragen. Meistens geht es dabei um angebliche Allergien und Unverträglichkeiten, den Mangel an Spurenelementen und Vitaminen sowie um Fehlbesiedlungen des Darmes.

Es gleicht einer Herkulesaufgabe, diesen Eltern ihre unbegründeten Sorgen und Ängste zu nehmen. Das gelingt letztendlich nur durch den überzeugenden Ausschluss der »Verdachtsdiagnosen«. Wenn die Eltern über die natürlichen Möglichkeiten des »Multitalents Haut« und die Grundprinzipien der Hautpflege aufgeklärt wurden und beginnen, der hyperreagiblen Kinderhaut etwas weniger Aufmerksamkeit zu schenken, verbessert sich das Hautbild oft schon ohne dermatologische Behandlung.

Natürlich kann auch eine harmlose subakute AD unter ungünstigen Bedingungen, d. h. in der Regel beim Zusammentreffen mehrerer Auslöser, beispielsweise bei Zahnungsbeschwerden und Machtkämpfen, einen akuten Schub entwickeln. Für diese Fälle sollten die Eltern über ein Mindestmaß an Kenntnissen und Fähigkeiten verfügen, um auch eine solche Situation zu beherrschen. Wieder gilt der Grundsatz »weniger ist mehr«.

Merke: *Als Eltern eines solchen Kindes müssen Sie wissen, dass die subakute AD in der Regel ein flüchtiges Ereignis ist. Die eigenständige Auseinandersetzung mit dieser geringen gesundheitlichen Störung ist ein Teil des kindlichen Reifungsprozesses. Das Kind erlernt den Umgang mit Krankheiten. Nach meiner Erfahrung gibt es keinen besseren Weg, der Entwicklung einer Atopie vorzubeugen, als alle Beteiligten zur Selbstständigkeit anzuhalten. Diese Kinder sind später eindeutig seltener krank!*

DIE ATOPISCHE DERMATITIS/NEURODERMITIS

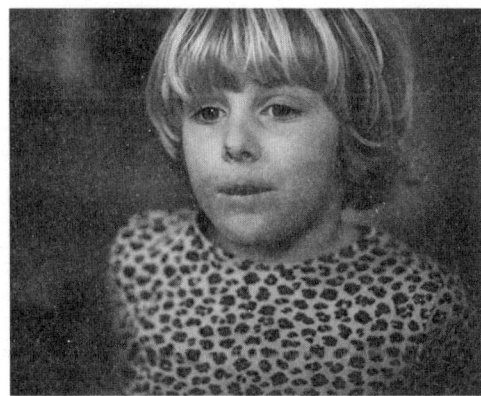

*Abbildung 8.
typische Symptome der
subakuten AD*

© familyandme

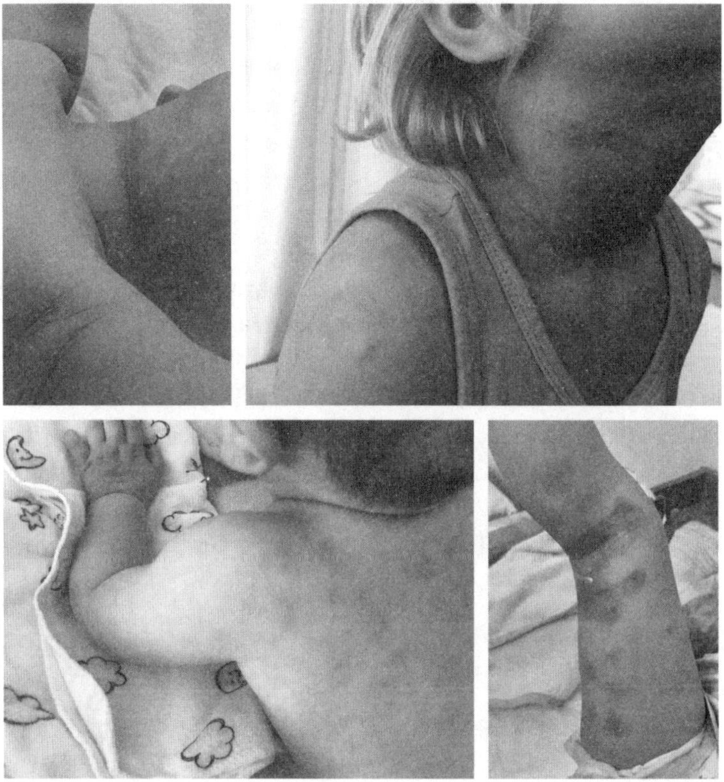

Abbildungen 9 bis 12: typische Symptome der subakuten AD © Liffler

Merkmale der subakuten atopischen Dermatitis

- Uncharakteristische fleckige Rötungen, bevorzugt in den Hautfalten, im Halsbereich, in den Achselhöhlen, im Windelbereich und in den Kniekehlen.
- Der Juckreiz ist gering ausgeprägt, die Kratzspuren sind entsprechend eher gering.

Nebenkriterien

- Normales bis gering erhöhtes Gesamt-IgE (Immunglobulin E)
- Negativer oder grenzwertiger Prick-Test
- Außergewöhnliche psychische Irritabilität
- Symbiotische Mutter-Kind-Beziehung: Das Kind schläft im Elternbett, wird lange gestillt und viel getragen.

Die Behandlung der subakuten AD

Tragen Sie äußerlich anzuwendende Medikamente dünn auf, sonst kommt es zum Hitzestau, der den Juckreiz verstärkt.

Rp. ist die Abkürzung für Rezept. Sie sollten das Medikament in der Apotheke bestellen beziehungsweise Ihren Arzt aufsuchen, damit er ein Rezept ausstellen kann. Bitten Sie den Arzt beziehungsweise die Apothekerin um eine möglichst konservierungsstofffreie Herstellung. Solche Medikamente müssen grundsätzlich im Kühlschrank bei Temperaturen unter 9 Grad Celsius aufbewahrt werden.

Tabelle 2

Erscheinungsbild	Behandlung
Bei erregungsabhängigem Juckreiz Bei lokalem Juckreiz	Eskalationen vermeiden, Aufmerksamkeit verringern, nicht hinsehen, nicht am Kratzen hindern! Kühle Umschläge oder Polidocanol (Thesit®), das ist eine hautaktive Substanz mit einer oberflächenbetäubenden Wirkung, oder Bolus alba Lotio (Rp.: Bolus alba 50.0, Aqua dest. 25.0, Glycerin 25.0) oder Tannosynt Creme® oder Tannosynt Lotio®
Im akuten Schub mit zunehmender Rötung und vermehrtem Juckreiz	Rescue Salbe® (Rp.: 6 Rescue-Tr. in Unguentum emulsificans aquosum ad 100.0, mit fett-feuchtem Verband)
Die kleinflächige, feuchte Rötung	Bolus alba Lotio (Rp.: Bolus alba 50.0, Aqua dest. 25.0, Glycerin 25.0, offen)
In der postakuten Phase	Bolus alba Salbe (Rp.: Bolus alba 30.0, Ol olivarum 20.0, offen)
Die kleinflächige staub-trockene Rötung	Bolus alba Paste (Rp.: Bolus alba 25.0, Vaselinum album 25.0, offen)
Bei Kratzspuren	Bolus alba Wundsalbe (Rp.: Bolus alba 12.0, Talcum 12.0, Dexpanthenol 3.84, Aqua purificata 3.84, Vaselinum album ad 60.0, anfangs mit Schlauchverband)
Bei Verdacht auf Infektion	Waschung mit Schwarztee oder Kaliumpermanganat (Lsg. 1:1000 verdünnt, d. h. 1 ml Lösung auf 1 l warmes Wasser) und daran anschließend mit Triclosan-Salbe (Rp.: Triclosanum 1.00, Unguentum emusilficans aquosum 49.0, Schlauchverband)

Falldarstellungen und Erfahrungsberichte

Jan G.

Der sieben Monate alte Jan wurde wegen einer atopischen Dermatitis und wegen des Verdachts auf Nahrungsmittelallergien stationär aufgenommen. Jans Mutter war eine zierliche, junge Frau mit leiser, mädchenhafter Stimme, der man nicht ansah, dass sie bereits Mutter eines Fünfjährigen war. Sie, 30 Jahre alt, Zollbeamtin im gehobenen Dienst, ihr Mann, 34 Jahre, Polizist, ebenfalls im gehobenen Dienst. Bei den Eltern bestand keine atopische Veranlagung.

Die Vorgeschichte

Nach unauffälliger Schwangerschaft und komplikationsloser Geburt wurde Jan entsprechend der Empfehlung der Ständigen Impfkommission (STIKO) geimpft und bis zum sechsten Lebensmonat voll gestillt. Jan schlief in einem Beistellbett neben der Mutter. Im dritten Lebensmonat entwickelte der Junge eine atopische Dermatitis. Aus Sicht der Eltern bestand der Verdacht auf eine Allergie gegen Kuhmilch (der fünfjährige Bruder hatte im ersten Lebensjahr angeblich auch unter einer atopischen Dermatitis und Nahrungsmittelallergien gelitten). Die Behandlung des Ekzems mit einer kortisonhaltigen Creme führte zu keiner nachhaltigen Besserung.

Im Februar 2017 erkrankte das Kind an einem heftigen Infekt der oberen und unteren Atemwege. Wegen des Verdachts auf eine obstruktive Pneumonie wurde Jan antibiotisch und mit bronchialerweiternd wirkenden Medikamenten wie Salbutamol und Sanasthmax behandelt. Da inzwischen der Verdacht auf weitere Nahrungsmittelallergien bestand und die Eltern anaphylaktische Reaktionen beobachtet zu haben glaubten, sollte der Nahrungsaufbau nach sogenannten placebogeprüften Nahrungsmittel-Provokationen erfolgen.

Die Aufnahmeuntersuchungen

Am Aufnahmetag sahen wir einen knapp acht Kilogramm wiegenden, 66 Zentimeter großen Säugling im Alter von sieben Monaten in hervorragendem Allgemein- und Ernährungszustand. Die Wangen, die obere Brusthälfte und die Außenseiten der Beine waren etwas trocken und gerötet. Es bestanden noch Hinweise auf den zurückliegenden Infekt der oberen und unteren Atemwege mit diskreten obstruktiven Nebengeräuschen in der rechten oberen Lungenhälfte.

Die Elternpersönlichkeiten

Die routinemäßige testpsychologische Untersuchung der Eltern ergab bei der Mutter eine Neigung zur depressiven Verstimmung und zum esoterischen Denken, eine stark ausgeprägte Normenorientierung, ein hohes Maß an sozialer Verantwortlichkeit, Hilfsbereitschaft, Empathie, Leistungsorientierung, Erregbarkeit, Empfindlichkeit und Reizbarkeit. Im Hochsensitivitätstest (HS-Test) erzielte sie 63 Prozent (normal sind 52 Prozent). Insgesamt sprachen alle Befunde für eine erhöhte sensorische Verarbeitungsempfindlichkeit.

Der Vater zeigte testpsychologisch eine negative soziale Resonanz, die Neigung zur Zwanghaftigkeit, hohe soziale Verantwortlichkeit und hohe Normenorientierung, Reizbarkeit, Anspannung sowie eine geringe Frustrationstoleranz. Im HS-Test erzielte er 22 Prozent.

Kein Nachweis von Allergien

Bis auf eine grenzwertige Reaktion bei der Testung der Kuhmilch verliefen die allergologischen Untersuchungen und die Nahrungsmittelprovokationen sämtlich negativ.

Dermatologische Behandlung

Jan litt an einer mäßigen atopischen Dermatitis mit geringem Juckreiz und insgesamt geringer Intensität. Die subakuten Ekzemherde behandelte ich mit Bolus alba ol olivarum. Bei Verdacht auf Infektion wurden die betroffenen Bereiche mit Kaliumpermanganat-Lösung behandelt. Nach 14 Tagen entwickelte Jan eine Infektion im Bereich der Mundwinkel, die nach 24-stündiger Behandlung mit Triclosan-Salbe abklang.

Die Eltern wurden mit der schonenden topischen Behandlung der Haut vertraut gemacht, sie erhielten schriftliche Unterlagen und Rezepturempfehlungen.

Ernährungsmedizinische Diagnostik und Therapie

Zur Abklärung der vermeintlichen Nahrungsmittelallergien wurde eine placebogeprüfte Nahrungsmittel-Provokation durchgeführt. Dafür wurde die Muttermilch schrittweise durch das Hydrolysat Neocate ersetzt. Alle unbedenklichen Nahrungsmittel wurden sofort für den beginnenden Nahrungsaufbau eingesetzt. Für die Kuhmilch empfahlen wir eine systematische orale Desensibilisierung.

Psychosomatische Diagnostik und Therapie

Die psychosomatische Aufklärung und Beratung standen in diesem Fall absolut im Vordergrund. Die biografische Anamnese und die testpsychologischen Untersuchungen zeigten Hinweise auf sehr unterschiedliche Elternpersönlichkeiten: die Mutter außergewöhnlich empfindsam, umsichtig, fürsorglich, mit einer deutlichen Neigung zur Überbehütung; der Vater dominant, überkontrolliert, sehr auf gesellschaftliche Normen achtend und wenig Gefühle zeigend. Diese Unterschiede hatten immer wieder zu Kommunikationsstörungen und Konflikten geführt.

Frau G. hatte nach der Geburt des ersten Kindes unter einer Depression gelitten, wegen der sie psychotherapeutisch behandelt wurde. Jetzt drohte sie erneut in eine solche Krise zu geraten. Ihre ganze Liebe konzentrierte sie nun auf ihr zweites Kind. Die Einsicht, dass dieses Verhalten keinen Ausweg bot, war ihr nicht leicht zu vermitteln. Frau G. verstand aber, dass ihre Probleme und Wünsche mit denen des Kindes nicht übereinstimmten und dass sie im Interesse ihrer Kinder mit sich und ihrer Ehe ins Reine kommen musste.

Ich versuchte, zwischen diesen beiden sehr ungleichen Persönlichkeiten eine Ebene herzustellen, auf der sie sich über gemeinsame Ziele verständigen konnten. Im Rahmen eines einführenden Kommunikationstrainings lernten die Eltern, einander zuzuhören und erst dann zu antworten, wenn sie verstanden hatten, was der andere meinte. Auf diesem Weg wurden übereinstimmende Regeln für den Umgang mit Jan erarbeitet. Die Eltern waren in der Lage, über diese Regeln zu sprechen und sie am Ende auch umzusetzen. Jan schlief in seinem eigenen Kinderzimmer und zur großen Überraschung der Eltern bereits in der zweiten Nacht mit einer Unterbrechung durch. Das Ekzem blasste in dem Maß ab, wie das Kind zur Ruhe kam.

Empfehlungen

Jan wurde mit folgenden Empfehlungen entlassen: 1. Fortsetzung der dermatologischen Behandlung entsprechend den schriftlichen Empfehlungen, 2. Konsequente Durchführung der oralen Desensibilisierung gegen Kuhmilch entsprechend der schriftlichen Anleitung, 3. Festhalten an den erarbeiteten gemeinsamen Ziel- und Wertvorstellungen sowie der bewussten Kommunikation, 4. Beibehaltung der strukturierten, alltäglichen Abläufe.

Erfahrungsbericht einer Mutter: Matthis B.

»Kurz nach meinem 45. Geburtstag wurde ich schwanger. Meinen Mann Christian hatte ich zwei Jahre zuvor über eine Internetplattform kennengelernt. Ein psychologisches Testverfahren hatte ermittelt, dass wir besonders gut zueinanderpassen würden. Beide von Beruf Arzt, mit Kindern im etwa gleichen Alter, spontan, gebildet, humorvoll. Beide brachten Kinder aus den vorangegangenen Ehen mit. Eine maßgeschneiderte Patchwork-Familie?

Eines unterschied uns, das war mir vom ersten Moment an klar: Christian hatte eine ganz andere Art, mit seinen Kindern umzugehen. Er hofierte sie geradezu. Ein Wunsch musste gar nicht erst ausgesprochen werden, da sprang er schon auf, um ihn zu erfüllen. Ein Besuch im Eiscafé sah dann zum Beispiel folgendermaßen aus: Christians Tochter Sophie bestellte sich ein extra großes Spaghettieis, einen heißen Kakao und eine Apfelschorle, während ich meine Kinder aufforderte, sich für eine Sache zu entscheiden. Sophie schaffte ihr Eis nicht, forderte aber stattdessen noch eine heiße Waffel mit Kirschen, die sie jetzt unbedingt brauchte, da sie sonst von dem kalten Eis Bauchschmerzen bekäme. Auf dem Weg nach Hause wurde dann noch ein Kirschkernkissen gekauft und Sophies Lieblingsfilm in der Videothek ausgeliehen.

Anfangs bewunderte ich diese Zuwendung sehr, dann empfand ich eine Art Minderwertigkeit, ich stellte mir die Frage, ob ich meinen Kindern genug Aufmerksamkeit schenkte.

Als 46-jährige erfahrene Mutter hatte ich meine Vorstellungen von Schlafritualen, dem Stillen, der Beikost usw. Es stellte sich aber sehr schnell heraus, dass meine Vorstellungen nicht mit denen meines Partners übereinstimmten. Christians Interesse an Matthis und die Zeit und Arbeit, die er in den Umgang mit ihm investierte, waren enorm. Ich begann, so etwas wie Eifersucht zu empfinden. Während ich unserem Sohn abends nach dem Baden die immer gleichen Schlaflieder vorsang, bestand Christians Ritual aus stundenlangem Spielen, Knuddeln, noch schnell ein Äpfelchen schälen, eine Wärmflasche holen, doch noch einmal wickeln, zwei Bücher vorlesen und singen, bis Matthis eingeschlafen war.

Im Alter von drei Jahren besaß Matthis eine vollständige Duploausrüstung, einen Playmobil-Zoo, eine Polizei- und eine

Feuerwehrstation, sämtliche Schleichtiere, eine Kinderküche, ein Puppenhaus, eine Schaukel im Zimmer und zwei im Garten, Laufrad, Fahrrad, Skateboard ... Während er tagsüber im Waldorfkindergarten mit einzelnen Rosinen belohnt wurde und mit Tannenzapfen spielte, erwartete ihn zu Hause eine Spielzeugfabrik.

Matthis tat sich schwer damit, allein zu spielen, warf meist ganze Spielzeugkisten um, um sich über die nächste herzumachen. Christian spielte stundenlang unglaublich liebe- und fantasievoll mit Matthis im Kinderzimmer. Ich hielt mich mehr und mehr raus. Meine Art zu spielen hatte für unseren Sohn den Reiz verloren. So war ich es gewohnt, mit meinen Kindern ein halbes Stündchen zu spielen und mich dann wieder zurückzuziehen, um anderen Dingen nachzugehen – für den Haushalt, die anderen Kinder oder auch einfach nur für mich.

Zeit für uns als Paar wurde immer knapper. Mit Matthis gemeinsam essen zu gehen oder auch nur einen Spaziergang durch die Stadt zu machen war meist sehr anstrengend. Matthis gab den Weg vor, der von der Familie zu gehen war. Statt eines Stadtbummels saßen wir mit unseren fast erwachsenen Kindern stundenlang auf dem Spielplatz, weil Matthis in Wutgebrüll ausbrach, wenn wir versuchten aufzubrechen. Beim Essen flog Besteck durch die Gegend, Matthis spuckte und schimpfte, sobald er nicht im Mittelpunkt stand.

Als Matthis Anzeichen einer Neurodermitis um die Augen herum zeigte und wir den Eindruck hatten, er würde auf verschiedene Lebensmittel mit Durchfall reagieren, suchten wir Rat bei Dr. Peter Liffler. Etwas verwundert waren wir zunächst über die Art und den Inhalt der Fragen des Kollegen. Natürlich waren uns als Ärzten die Zusammenhänge zwischen der psychischen Verfassung eines Patienten, seiner körperlichen Abwehrsituation, der empfundenen Schwere einer Erkrankung und damit auch dem Verlauf bewusst. Dr. Liffler aber interessierte sich für mehr. Unsere eigene Geschichte, nicht nur die Krankheitsgeschichte, sondern auch die Familiengeschichte, vorherige Beziehungen, beruflicher Werdegang. Und manchmal schaute er einfach nur zu, wie wir mit Matthis umgingen und wie wir miteinander kommunizierten.

Die Meinung von Dr. Liffler war unmissverständlich. Sollten wir an unserer Art, mit Matthis umzugehen, nicht umgehend etwas ändern, würden wir ihn zu einem egoistischen, ruhelosen und sozial inkompetenten Jungen erziehen. Die Hauterscheinungen und gastrointestinalen Beschwerden hinsichtlich Milch und Apfel ergaben in der Allergietestung keinerlei Auffälligkeiten. Vielmehr seien die körperlichen Beschwerden Ausdruck einer andauernden Reizüberflutung und von damit einhergehendem Stress.

Nach ausgiebigen Gesprächen begannen wir vor einigen Wochen zunächst damit, Matthis' Kinderzimmer auszusortieren und Ruhe in diesen Ort zu bringen. Unser Ziel war es, die diesbezügliche Waldorfpädagogik zu Hause fortzuführen. Das gestaltete sich für uns beide nicht ganz einfach, denn auch ich hatte meinen Kindern immer gern Wünsche erfüllt. Zeitgleich begannen wir, auf Matthis' Wut und Schreianfälle gelassener zu reagieren, im besten Fall nämlich gar nicht. Matthis war zunächst trotzig erstaunt; nach einigen Minuten Geschrei zog er sich in sein Zimmer zurück und spielte. Alleine.

Christian fing wieder an, Gitarre zu spielen, und ich verbrachte Zeit mit den großen Kindern. Wir stellten Familienregeln auf: Jeder darf aussprechen, jeder kriegt Zeit nur für sich. Keiner bekommt mehr Aufmerksamkeit, nur weil er kleiner ist oder weil er lauter brüllt, sondern jeder zu seiner Zeit. Und es scheint zu funktionieren.

Nun sind einige Wochen vergangen, es gibt immer mal wieder kleine Rückschläge, aber insgesamt ist der Weg klar. Bisher hatte Matthis keinerlei Hautprobleme mehr, auch weil wir noch vorsichtig sind – obwohl eigentlich klar ist, dass er keine eigentliche Unverträglichkeit hat. Sollte es wirklich so einfach sein? Wir bleiben weiter mit Dr. Liffler im Gespräch. Das ist erst der Anfang, aber wir sehen positiv in die Zukunft.«

Die akute atopische Dermatitis

Entwicklung und Verlauf

Die schweren Verläufe der akuten atopischen Dermatitis beginnen im Gegensatz zur hyperreagiblen atopischen Dermatitis meistens schon in den ersten sechs Lebensmonaten. Am häufigsten geschieht das im Zusammenhang mit der Beikosteinführung. Dieser Zusammenhang ist ein zwingender Hinweis auf das Vorliegen einer IgE-vermittelten Nahrungsmittelallergie.

Anders als die subakute, leichte atopische Dermatitis hat diese Entwicklungsstufe ein charakteristisches Erscheinungsbild mit starkem Juckreiz und ernsthaften Schlafstörungen. Betroffen sind vor allem das Gesicht, die Schultern sowie die Außenseiten der Arme und Beine. Es kommt zu großflächigen, nässenden und stark verkrusteten Wundflächen. Die häufigsten Komplikationen sind eitrige Infektionen. Man kann bei der akuten AD drei Ausprägungen unterscheiden: die trockene, die nässende und die infizierte AD. Aber wie die subakute, leichte atopische Dermatitis haben auch die schweren, akuten Verläufe keinerlei Ähnlichkeit mit den klassischen Symptomen der Neurodermitis. Es fehlen die typischen Stigmata der Neurodermitis wie die trockene, schuppige Haut, die doppelte Lidfalte oder der weiße Dermografismus, bei dem sich die mechanisch gereizte Haut weiß verfärbt. Es fehlen auch die charakteristischen, stark juckenden Knötchen und Knoten, die Verdickungen und Vergröberungen des Hautreliefs sowie die typische Lokalisation in den Beugen und den Händen.

Bei diesen Kindern handelt es sich um eine neue Generation von »Atopikern«, die man vor 20 Jahren selten gesehen hat: Säuglinge mit zahlreichen hochgradigen Allergien gegen alles, was für eine bedarfsgerechte Ernährung unverzichtbar ist. Jeder Versuch eines normalen Nahrungsaufbaus scheitert, selbst Muttermilch erbrechen sie. Wenn sich die Kleinen im Elternbett schreiend blutig kratzen, werden die Nächte zum Albtraum. Die Eltern geraten

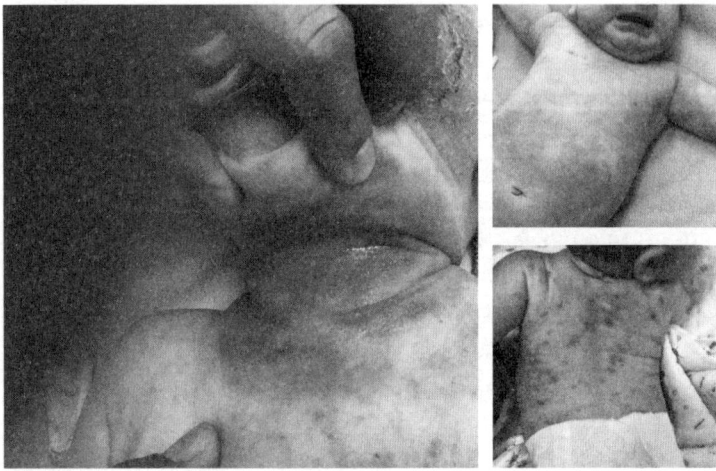

Abbildungen 13 bis 15: © Liffler
Die akute atopische Dermatitis

rasch an die Grenzen ihrer Belastbarkeit. In ihrem Zustand der völligen Erschöpfung und Verzweiflung übertragen sie ihre Erregung auf die Kinder, was deren Zustand verschlechtert. Es entsteht ein Circulus vitiosus.

Doch selbst in dieser Gruppe kann die Atopieentwicklung noch gestoppt werden. Im Gegensatz zur Neurodermitis ist die AD auch dann, wenn sie mit zahlreichen Allergien assoziiert ist, ohne den Einsatz nebenwirkungsstarker Medikamente dauerhaft heilbar. Voraussetzungen sind die frühzeitige Diagnostik, die erfolgreiche Desensibilisierung der Allergien, die medikamentöse Entwöhnung und die Normalisierung der Eltern-Kind-Interaktion.

Meistens ist mindestens ein Elternteil nicht nur erhöht sensibel, sondern auch atopisch veranlagt. Das Problem besteht darin, dass diese Eltern, die Mütter mehr als die Väter, durch die Schwere der Erkrankung, die zahlreichen Komplikationen und die unvermeidbaren Schlafstörungen vollkommen entkräftet sind. Manchmal erscheinen sie aber auch apathisch und desillusioniert. Die typischen Merkmale der sensorischen Verarbeitungssensitivität sind zunächst nicht erkennbar. Testpsychologische Untersuchungen verbieten sich auch wegen des stets besorgniserregenden Zustandes der Kinder. Wir belassen es in dieser Situation bei beruhigenden Gesprächen und Hilfsangeboten. Die akutmedizinische Versorgung der schwer kranken Kinder hat absoluten Vorrang. Die rasche und sichtbar erfolgreiche Behandlung der Kinder hilft den Eltern am besten auf die Beine. In dem Maß, wie sie ihre Kinder in guten Händen wissen, finden die Eltern zu sich und zeigen mehrheitlich auch das Bild der sensorischen Verarbeitungssensitivität, Empfindsamkeit, ständige Besorgtheit und leichte Beeindruckbarkeit. So achten sie auf die geringste Regung des Kindes und erkennen die geringste Verschlechterung des Hautbildes. Obwohl bei diesen Verläufen die medizinischen Aspekte absolut im Vordergrund stehen, ist der psychotherapeutische Aufwand keineswegs geringer. Ich kann aber aus meiner langjährigen Erfahrung im Umgang mit den Eltern solcher Kinder feststellen, dass auch sie die Chance auf eine vollständige Heilung haben, wenn die Eltern in der Lage sind, die Bedeutung ihrer SPS und der der Kinder zu akzeptieren.

Wenn sie diese Zusammenhänge jedoch nicht akzeptieren oder vernachlässigen, wird sich keine nachhaltige Besserung einstellen. Und natürlich kann dabei auch entscheidend sein, ob die Krankheit die Folge der überreizten SPS ist oder ein schwerer psychosozialer Konflikt das Familiengefüge aus dem Gleichgewicht gebracht hat. Meine Untersuchungen haben ergeben, dass mit fünf bis zehn Prozent, tendenziell zunehmend, die psychischen Erkrankungen der Eltern oder familiäre Konflikte bei der schweren AD eine entscheidende Rolle spielen.

Merke: *Auch bei der akuten atopischen Dermatitis steht und fällt der nachhaltige Behandlungserfolg mit der aktiven Einbindung der Eltern und psychosozialen Stabilisierung der Gesamtsituation.*

Merkmale der akuten atopischen Dermatitis

- Früher Erkrankungsbeginn
- Typisches Erscheinungsbild: Betroffen sind überwiegend die konvexen Körperteile, das heißt die Stirn, die Wangen und das Kinn sowie die Streckseiten der Extremitäten. Gleichzeitiges Auftreten frisch zerkratzter Wundflächen und Krusten, abwechselnd schuppig trocken oder großflächig nässend, oft mit Hinweisen auf bakterielle Hautinfektionen.
- Extremer Juckreiz und massive Schlafstörungen

Nebenkriterien für das gesamte Kindesalter

- Atopische Veranlagung mindestens eines Elternteils
- Positiver Prick-Test
- Spezifische IgE-vermittelte Sensibilisierungen gegen Nahrungsmittel und/oder inhalative Substanzen

Die Behandlung der akuten AD

Tragen Sie äußerlich anzuwendende Medikamente dünn auf, sonst kommt es zum Hitzestau, der den Juckreiz verstärkt. Rp. ist die Abkürzung für Rezept. Sie sollten das Medikament in der Apotheke bestellen beziehungsweise Ihren Arzt aufsuchen, damit er ein Rezept ausstellen kann. Bitten Sie den Arzt beziehungsweise die Apothekerin um eine möglichst konservierungsstofffreie Herstellung. Solche Medikamente müssen grundsätzlich im Kühlschrank bei Temperaturen unter 9 Grad Celsius aufbewahrt werden.

Die medikamentöse Behandlung der akuten atopischen Dermatitis und die nachfolgend beschriebene infektiöse Verlaufsform sollte immer protokolliert werden, damit ein Vergleich und bedarfsgerechte Anpassung möglich ist. Diese Protokolle können mit datierten Handyfotos ergänzt werden (Siehe Protokoll-Formular-Tabelle 9 im Anhang).

Die akute trockene AD

Tabelle 3

Erscheinungsbild	Behandlung
Gerötete, schuppige Areale unterschiedlicher Größe, mehr oder weniger Kratzspuren	Da die akuten Formen der AD ständig von Infektionen begleitet werden, sollte die betroffene Haut zunächst antiseptisch beispielsweise mit Kaliumpermanganat-Lösung (1 ml: 1000 ml lauwarmes Wasser) behandelt werden. Die luftgetrocknete Haut dünn mit Bolus alba Creme (Rp.: Bolus alba 15.0, ol olivarum 10.0, Vaselinum album 25.0) oder bei starken Kratzspuren mit Bolus alba Salbe Wundsalbe (Rp.: Bolus alba 12.0, Talcum 12.0, Dexpanthenol 3.84, Aqua purificata 3.84, Vaselinum album ad 60.0) behandeln. Die Wirkung der Heil- und Pflegesubstanzen kann zunächst mit fett-feuchten Verbänden verbessert werden. Diese Behandlung sollte wegen der Neigung zur Hauttrockenheit aber nur kurz (1–2 Tage) oder intermittierend, d. h. mit Pausen, durchgeführt werden. Achtung: Verbandswechsel alle 4 bis 6 Stunden!

Die akute nässende AD

Tabelle 4

Erscheinungsbild	Behandlung
Großflächig feuchte oder stark nässende Rötungen mit schmieriger Krustenbildung Bei lokalen feuchten oder nässenden Arealen und starkem Juckreiz Bei Verdacht auf Infektion Postakute Phase Bei deutlichen Kratzspuren Übergang zur offenen Behandlung	Bei Verdacht auf Infektion Kaliumpermanganat®-Lösung (1 ml: 1000 ml lauwarmes Wasser). Wenn kein dringender Verdacht auf Infektion besteht oder ein Hautabstrich keine Keime oder nur eine geringe Keimzahl nachgewiesen hat, mit Zinnkraut-Tee (1 Messerspitze / 1 l Wasser, 5 min ziehen lassen, abkühlen, 1:2 verdünnen) oder schwarzem Tee in Form von Bädern, feuchten Umschlägen oder feuchten Verbänden behandeln. Bolus Lotio (Rp.: Bolus alba 50.0, Aqua dest. 25.0, Glycerin 25.) oder Tannosynt Lotio® (offen). Danach fett-feuchte Anwendungen, d. h. bei Bedarf auch mit fett-feuchten Kopfverbänden mit Unguentum emulsificans aquosum 70 % (Rp.: U.e.a. 70) oder Triclosan-Salbe (Rp.: Triclosanum 1.00 Unguentum emuslificans aquosum ad 100.00) Bolus alba Salbe (Rp.: Bolus alba 15.0, ol olivarum 10.0, Vaselinum album 25.0). Bolus alba Wundsalbe (Rp.: Bolus alba 12.0, Talcum 12.0, Dexpanthenol 3.84, Aqua purificata 3.84, Vaselinum album ad 60.0) Bolus alba Salbe (Rp.: Bolus alba 15.0, ol olivarum 10.0, Vaselinum album 25.0).

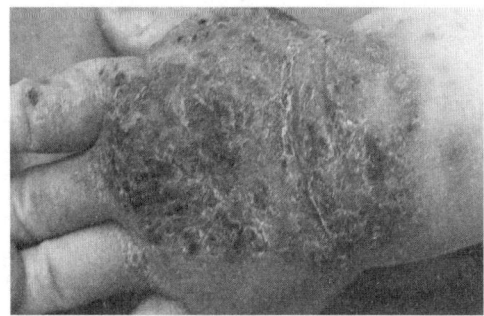 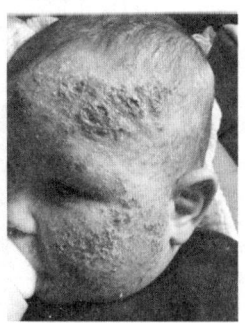

Abbildungen 16 und 17: © Littler
Schwerste Form einer akuten, infizierten AD

Die infizierte AD (Impetigo)

Kratzwunden erleichtern das Eindringen und die Vermehrung von Bakterien, vor allem von Staphylokokken und Streptokokken, in der Haut. Aber auch der Verlust des Schutzes durch die Hautflora infolge häufiger antiseptischer oder antibiotischer Behandlungen führt zu Infektionen. Hautinfektionen entwickeln sich oft innerhalb weniger Stunden und breiten sich sehr schnell über den ganzen Körper aus. Das Problem besteht, wegen des gleitenden Übergangs, in der Unterscheidung zwischen Entzündung und Infektion. Die für das Kind leicht zugänglichen Körperteile, wie Kopf, Hals, Handgelenke und Handrücken, sind am häufigsten betroffen.

Tabelle 5

Entzündung	Impetigo
Flächenhafte Rötung	Punkt- beziehungsweise fleckförmige, scharf begrenzte Rötung
Schwellung	Schwellung

Entzündung	Impetigo
Überwärmung	Überwärmung
Unter Umständen Nässen mit wässrigem Sekret, Schorfbildung	Nässende Pusteln mit wässrigem Sekret oder eitrige Pickel, Papeln mit honigartigem Sekret, starke Krustenbildung
	Nicht selten mit Fieber und schlechtem Allgemeinzustand

Auch diese schweren Verläufe können bei konsequent angepasster Behandlung ohne kortisonhaltige Arzneimittel und Antibiotika beherrscht werden. Sie erfordern aber höchste Aufmerksamkeit und konsequente Hygienemaßnahmen: kompletter Wechsel der gesamten Kleidung und der Bettwäsche, Hand- und Flächendesinfektion. Am Anfang steht die mindestens zwei Mal tägliche bakteriostatische Behandlung, unter Umständen mit Ganzkörperwaschungen mit Kaliumpermanganat* 1% beziehungsweise rosafarbene Lösung (»bakteriostatisch«)*. Bei streng lokaler Ausprägung Eosinlösung 1% (»bakteriostatisch«)*.

Bei unzureichender Wirkung, lokale bis kleinflächige bakterizide Behandlung mit:
- Triclosancreme 1%–3% (»bakterizid«)** oder
- Fusidinsäure (Fucidin Creme®) (»bakterizid«)**

(*Bakteriostatische Wirkung haben Medikamente, die das Wachstum von Bakterien hemmen. **Als bakterizid bezeichnet man Wirkstoffe, die Bakterien so stark schädigen, dass sie den irreversiblen Zelltod der Erreger auslösen.)

Sollte auch diese äußerliche Behandlung nicht zum Erfolg führen, was höchst selten der Fall ist, kann eine systemische antibiotische Behandlung, beispielsweise mit Staphylex, notwendig werden.

Achtung: *Rasenförmige Ansammlungen roter Pickel oder Bläschen, brennend, stark juckend und nässend, können für eine Herpesinfektion der AD (Ekzema herpeticatum) sprechen. Die Behandlung dieser Komplikation gehört in die Hände des Facharztes.*

Tabelle 6

Erscheinungsbild	Behandlung
Sich rasch entwickelnde, größerflächige, eitrige Pickel, Papeln und Pusteln, einzeln oder in Gruppen. Aber auch sich schnell ausbreitende, scharf begrenzte münzförmige rote, schuppige Herde.	Waschungen oder Vollbäder mit Kaliumpermanganat-Lösung (1 ml : 1000 ml lauwarmes Wasser), anschließend Triclosan-Salbe (Rp.: Triclosanum 1.00 Unguentum emulsificans aquosum 49.0) bei gering feuchter Haut (Fettfeuchter Schlauchverband)
Bei gleichzeitigem starkem Juckreiz und lokal nässend, eher begrenzte Ausbreitung	Triclosan Lotio (Rp.: Bolus alba 24.50, Triclosanium 1.00, Aqua purificata 12.25, Glycerinum 12.25 – fettfeuchter Schlauchverband)
lokal trocken, eher begrenzte Ausbreitung	Eosin-Lösung® 2%ige Lösung bei einzelnen eitrigen Pickeln (anfangs mit Verband) Triclosan-Salbe: (Rp.: Triclosanum 1.00, Unguentum emuslificans aquosum 49.0)

Falldarstellungen

Til S.

Mir fiel es schwer, unter all den Krusten das Kind zu sehen, und ich bewunderte Tils Mutter, Frau S., von der ersten Stunde an. Mit welcher Ruhe sie all die Untersuchungen und Behandlungen unterstützte und auch selbst übernahm. Manchmal saß sie weinend in der Sprechstunde, weil sie glaubte, es nicht zu schaffen. Und doch hatte ich nie das Gefühl, dass sie ans Aufgeben dachte.

Der acht Monate alte Til war ihr drittes Kind, sie selbst war eine 36-jährige Heilpädagogin, ihr Mann ein 42-jähriger Lehrer. Frau S. war nicht atopisch veranlagt, war aber mehrere Jahre wegen einer Essstörung psychotherapeutisch behandelt worden. Der Vater war hochgradig atopisch belastet und wegen einer unipolaren Depression stationär behandelt worden. Die beiden älteren Geschwister hatten als Kleinkinder unter mäßig ausgeprägter Neurodermitis gelitten. Til war nur acht Tage gestillt worden und hatte zunächst eine industrielle Säuglingsnahrung und später Ziegenmilch erhalten.

Bereits in den ersten Lebenswochen hatte Til eine atopische Dermatitis entwickelt, vorzugsweise an den Außenseiten der Arme und Beine, in den Hautfalten und am Kopf. Die Eltern hatten das Ekzem auf Anraten des Kinderarztes zurückhaltend mit wirkstofffreien Pflegemitteln behandelt. Eine Bioresonanzdiagnostik hatte Hinweise auf geringe Unverträglichkeiten, unter anderem von Hühnerei und Birne, ergeben. Eine Heilpraktikerin hatte homöopathische Arzneien verordnet. Als das Ekzem zunehmend generalisierte, war Til zeitweise lokal mit kortisonhaltigen Medikamenten behandelt worden. Dies hatte aber nicht zu einer nachhaltigen Besserung geführt.

Til war am Aufnahmetag in einem erbärmlichen Zustand. Der gesamte Kopf- und Halsbereich, die obere Hälfte der Brust, die Unterarme, die Handrücken und die Hautfalten wiesen alle Stadien des akuten Ekzems auf: trockene und nässende entzündliche Rötungen, massive Kratzspuren, eiternde Herde, Hautverdickungen, dicke Schorfe und Krusten. Am Hals und in der Leistenregion waren erbsengroße Lymphknoten tastbar. Der SCORAD, die Ausdehnung des Ekzems, hatte 50 Prozent erreicht, die Intensität war hoch.

Bei der mikrobiellen Untersuchung eines Hautabstriches wurden massenhaft Bakterien, beispielsweise Staphylococcus aureus und Streptokokken der Gruppe A, nachgewiesen.

Die Allergiediagnostik ergab hochgradige Allergien gegen zwölf wichtige Nahrungsmittel. Im Rahmen eines Tests auf Eiklar entwickelte sich innerhalb von Sekunden eine sogenannte

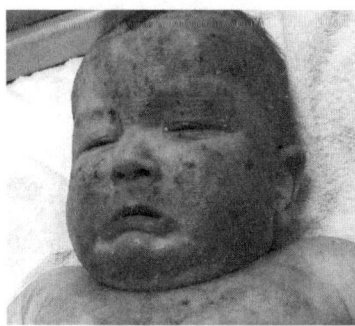

Abbildung 18:
Til am Aufnahmetag

© Liffler

Anaphylaxie mit dem Vollbild des lebensgefährlichen Schocks. Diese ernste Komplikation konnte mit der entsprechenden Notfallbehandlung rasch unterbrochen werden, machte aber deutlich, in welcher Gefahr sich der Junge bis zur stationären Aufnahme befunden hatte. Ohne Kenntnis dieser Allergien konnte das Kind zu keinem Zeitpunkt bedarfsgerecht und ungefährdet ernährt worden sein. Die Mutter verhielt sich während des Vorfalls ruhig und besonnen.

Das Ekzem wurde entsprechend der jeweiligen Ausprägung und mit dem denkbar geringsten medikamentösen Aufwand behandelt. Ich bezeichne diese Behandlungsweise als »entwöhnende Behandlung der Haut«, weil es darum geht, die Symptome stets mit dem denkbar geringsten medikamentösen Aufwand zu behandeln. Tils Mutter wurde von Beginn an nicht nur in jeden Behandlungsschritt einbezogen, sondern über meine jeweiligen Absichten aufgeklärt und geschult. Nach einigen Tagen ließ ich sie morgens und abends selbst über die erforderliche Behandlung entscheiden und musste immer seltener korrigierend eingreifen. Anfangs ließ ich Til zweimal täglich mit Kaliumpermangat-Lösung waschen und mit fett-feuchten Verbänden einwickeln. Dafür ließ ich Unguentum emulsificans aquosum (UEA 70) lokal auftragen, mit einem feuchten Schlauchverband abdecken und darüber einen trockenen Verband ziehen. Diese Verbände musste die Mutter sechsstündlich und nachts eigenständig wechseln. Später wurde

Til mit Bolus-alba-Dexpanthenol-Creme und schließlich nur noch lokal offen mit Bolus alba ol olivarum behandeln. Innerhalb weniger Tage lösten sich die Krusten auf, die starken Hautrötungen verblassten, und der Juckreiz nahm ab.

Gegen die Anfälligkeit für Staphylococcus-aureus-Infektionen erhielt Til zweimal wöchentlich eine oberflächliche Injektion mit Staphylococcus aureus Injeel®, einem Immuntherapeutikum, das die Bildung von Antikörpern gegen die Bakterien anregen sollte.

Nach drei Wochen war Til bereits relativ erscheinungsfrei, das heißt, nur noch fünf Prozent der Körperoberfläche waren betroffen. Diese Besserung muss allerdings im Zusammenhang mit den zeitgleich durchgeführten intensiven verhaltens- und ernährungstherapeutischen Maßnahmen gesehen werden.

Mit Rücksicht auf die Vielzahl von Nahrungsmittelallergien entschied ich mich für eine Basiskost auf der Grundlage des Hydrolysats Neocate und von Nahrungsmitteln mit den geringsten Sensibilisierungsgraden: Kartoffeln, Brokkoli, Amaranth, Reis, Lamm und Kabeljau. Abweichend von den Leitlinienempfehlungen führte ich täglich Nahrungsmittelprovokationen durch. Das erklärte Ziel war die weitgehende Beseitigung aller Sensibilisierungen. Eine Methode besteht darin, dass man die gering allergenen Nahrungsmittel dosiert anbietet, d. h. in Abständen von Tagen in kleiner Menge. Dieses Verfahren der oralen Desensibilisierung nennen wir »Rotationsdiät«. Die Stärke des Sensibilisierungsgrades, die sich aus den Prick-Testungen, den Blutuntersuchungen und den Provokationen ergeben hatte, entschied individuell über die Dosis. Um sicherzugehen, wurde bei einer Reihe wichtiger Nahrungsmittel die Allergiestärke der Nahrungsmittel in rohem und gekochtem Zustand gemessen. Die meisten Nahrungsmittel zeigten im gekochten Zustand geringere Reaktionen.

Nahrungsmittel, die aufgrund des hohen Allergiegrades 5 und 6 nicht für die orale Desensibilisierung in Betracht kamen, habe ich nicht vermieden, sondern im Wege der spezifischen sublingualen Immuntherapie (SLIT) behandelt. Bei dieser Therapie wird das Allergen über Tropfen zugeführt, die unter die Zunge (sublingual)

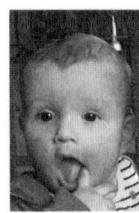
Abbildung 19:
Til am Entlassungstag

© Schürmann

geträufelt werden, von wo aus sie über die Mundschleimhaut aufgenommen werden. Das Allergen muss täglich eingenommen werden. Die Behandlungsdauer beträgt, ähnlich wie bei der subkutanen Therapie, zwei bis drei Jahre. Die Therapielösung wird entsprechend der Stärke der Allergie von einer 0,01-prozentigen Lösung ausgehend schrittweise konzentrierter. Jede Verdünnungsstufe wird täglich tropfenweise bis auf die Erhaltungsdosis von fünf Tropfen gesteigert und dann in dieser Dosis weitere drei Wochen täglich verabreicht. Die Behandlung kann von den Eltern selbstständig zu Hause fortgesetzt werden (siehe zur SLIT-Therapie auch Seite 202f.). Abschließend wurde ein Ernährungsplan erstellt, der im Rahmen der ambulanten Nachsorge, die in der Regel über zwei Jahre geht, ständig fortgeschrieben wird.

Tils Mutter hatte eine anaphylaktische Reaktion miterlebt und musste nicht über deren Bedeutung aufgeklärt werden. Sie erhielt wie alle Eltern eine schriftliche Notfallanleitung, in der die Symptome der Anaphylaxie und die Vorgehensweise genau beschrieben werden. Sie erlernte das Management solcher Situationen bis hin zum Setzen von Spritzen. In Anbetracht der außergewöhnlich starken allergischen Veranlagung sollte sowohl zu Hause als auch im Kindergarten ein entsprechendes Notfall-Set vorhanden sein.

In den testpsychologischen Untersuchungen der Eltern beschrieb sich die Mutter als emotional stabil, gelassen, selbstvertrauend und lebenszufrieden. Der SENS-E-Test stand uns damals noch nicht zur Verfügung. Im Hochsensitivitätstest von Elaine Aron war sie mit 39 Prozent Ja-Antworten normal sensibel. Der Vater war dagegen mit mehr als 50 Prozent Ja-Antworten erhöht sensibel.

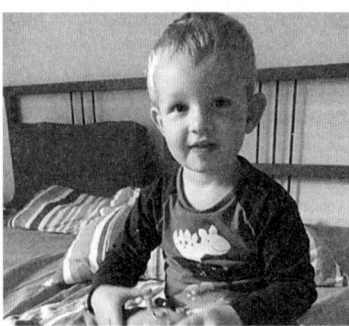

Abbildung 20:
Til ein Jahr nach der Entlassung

@ Schürmann

Til litt nicht nur unter extremen immunologischen Sensibilisierungen, sondern auch unter einer deutlich erhöhten Empfindlichkeit gegenüber bestimmten Situationen und Reizen, die er offenbar vom Vater geerbt hatte. Der Junge nahm jede Änderung seiner Umgebung, jede Abweichung von der üblichen Verfahrensweise oder den zeitlichen Abläufen sofort wahr. Auch geringe Stimmungsschwankungen registrierte er. Diese Störungen beantwortete er anfangs mit unvermittelter, starker Unruhe, Kratzattacken, Weinen und Anklammerung an die Eltern. Tils Sensibilität entsprach der familiären Veranlagung seines Vaters, der es gelernt hatte, seine Emotionen zu kontrollieren, was aber offenbar nichts an seiner genetischen Veranlagung und der Möglichkeit der Weitergabe an die Kinder geändert hatte.

Tils Mutter verstand die Zusammenhänge zwischen ihrem Verhalten und dem des Kindes und verhielt sich auch in kritischen Situationen beispielhaft. Ihre Ruhe und Gelassenheit übertrugen sich auf das Kind. Sie war in der Lage, alle Empfehlungen umzusetzen, und zeigte bereits nach einer Woche ein hohes Maß an Selbstständigkeit bei der Behandlung von Tils Haut. Sie legte nachts Kopfverbände an und war nach entsprechender Einweisung in der Lage, Spritzen zu setzen. Auch während der schweren anaphylaktischen Reaktion unterstützte sie unsere Notfallmaßnahmen.

Tils Eltern standen geradezu beispielhaft dafür, dass Partner mit sehr unterschiedlichen Temperament- und Persönlichkeitsmerkmalen ein harmonisches Ehe- und Familienleben führen können. Sie unterschieden sich auch kaum im Umgang mit den Kindern und im Erziehungsstil. Bei einem hochsensiblen Kind reicht das jedoch nicht aus. Diese Kinder spüren die geringste Abweichung im Erziehungsverhalten. Tils Mutter räumte ein, dass der Vater in Fragen der Erziehung konsequenter gewesen sei als sie und dass die Machtkämpfe, zu denen es zwischen ihr und Til immer wieder gekommen war, eher auf ihre bisherige gelegentliche Nachgiebigkeit zurückzuführen seien.

Wir rieten deshalb dringend zur einvernehmlichen, konsequenten Strukturierung des Alltags durch Organisation und Ritualisierung der wiederkehrenden Abläufe (Schlafplatz und Schlafphasen, Mahlzeiten) und das Einhalten der zeitlichen Abläufe. Darunter entwickelte sich die Mutter-Kind-Beziehung innerhalb von vier Wochen in idealer Weise, sodass die Beruhigung, Besserung und Stabilisierung der Störung schneller fortschritten, als es angesichts der Heftigkeit des Krankheitsbildes zunächst anzunehmen gewesen war. Til konnte deshalb früher als vorgesehen nahezu beschwerdefrei entlassen werden. Als seine Schwestern ihn nach 14 Tagen zum ersten Mal sahen, waren sie erstaunt. Die große Schwester sagte: »Mama, Til sieht ja aus wie ein richtiges Baby!«

Einmal mehr erlebten die Eltern eines schwer kranken Kindes, wie nebensächlich die Behandlung der Haut werden kann, wenn sie selbst Grenzen aufzeigen und Strukturen und Rituale einhalten. Sie hatten erlebt, wie wichtig es ist, den Gedanken an »mein armes, kleines, krankes Kind« umzuwandeln in: »Ich weiß, es geht dir gerade nicht gut, aber ich lasse mich nicht mehr von dir instrumentalisieren.« Nach zwei bis vier Tagen schlief Til in seinem eigenen Zimmer, und seine Eltern wachten morgens auf und waren überrascht, dass sie gar nicht aufstehen mussten. Sie sahen die Haut eines Kindes, das ausgeschlafen war und nicht die halbe Nacht mit Kratzen verbracht hatte. Nach diesen Tagen merkten die Eltern, dass sie auf dem richtigen Weg waren. Die anfangs sehr drastisch erscheinenden Maßnahmen waren notwendig, um den

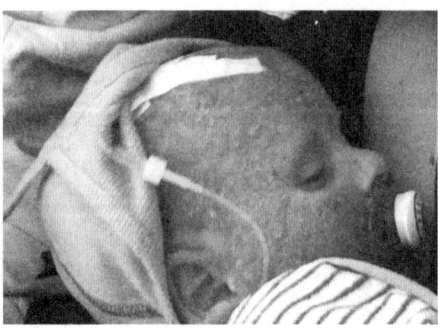

*Abbildung 21:
Jan S. bei der
stationären
Aufnahme*

© Privat

Teufelskreis aus »kratzen, schreien und damit jedwede Forderung durchsetzen« zu unterbrechen.

Jan S.

Jans Mutter rief im Januar während der Betriebsferien in der Kinderklinik Bellevue auf Fehmarn an. Nach einem mehrwöchigen Aufenthalt auf der Intensivstation einer Universitätsklinik und der daran anschließenden Vorstellung in einer Spezialambulanz war Frau S. mit ihren Nerven am Ende. »Hier bleibe ich keinen Tag länger, wann können Sie uns aufnehmen?«, fragte sie am Handy. »Das geht leider nicht, wir haben geschlossen und können derzeit nur ambulante Sprechstunden anbieten«, antwortete ich, willigte aber in eine ambulante Vorstellung ein.

Vier Stunden später hielt ein in die Jahre gekommener VW-Bus vor der Ambulanz, und als sollten unverrückbare Tatsachen geschaffen werden, wuchtete ein kräftiger junger Mann einen riesigen Koffer aus dem Wagen und trug ihn zum Eingang. Es folgte eine kleinere junge Frau mit einem in eine Decke gehüllten Kind in den Armen. Sie hatte Tränen in den Augen. Und das, was ich vom Kind sehen konnte, erschreckte mich.

Ich war so geschockt, dass es für mich gar nicht mehr um das »Ob«, sondern nur noch um das »Wie« ging. Gab es schon mal eine Klinik mit einem einzigen, 8000 Gramm wiegenden Patienten?

Jan war das erste Kind eines Pädagogenehepaares. Beide hatten eine atopische Vorgeschichte. Jans Ekzem entwickelte sich mit zunehmendem Juckreiz zwischen dem zweiten und vierten Lebensmonat und breitete sich rasch über den Kopf, Hals und die Extremitäten aus. Der Kleine wurde siebeneinhalb Monate gestillt, der Versuch des Nahrungsaufbaus scheiterte. Anhaltende Durchfälle und Hinweise auf die bakterielle Infektion des Ekzems führten im achten Lebensmonat zur stationären Aufnahme in eine Universitätsklinik. Dort wurden eine schwere Allergie mit einem Gesamt-IgE von 3 698 kU/l und spezifische Sensibilisierungen gegen Kuhmilch (Klasse 6 von 6) und Eiklar (Klasse 4) und Eigelb (Klasse 3) sowie eine Eiweißmangelanämie festgestellt. Nach einer mehrtägigen Infusionstherapie erhielt Jan Neocate infant. Die bakterielle Infektion wurde sieben Tage lang antibiotisch und antientzündlich mit kortisonhaltigen Cremes (Advantan und Prednitop 1:1 Basiscreme DAC) behandelt. Gegen den Juckreiz gab man die Antihistaminika Fenistil und Tavegil. Außerdem erhielt Jan aus nicht näher erläuterten Gründen das bronchialerweiternde Medikament Salbutamol. Als die medikamentösen Behandlungen kein Ende nahmen und eine grundsätzliche Wende nicht erkennbar war, wurde Jan auf ausdrücklichen Wunsch der Eltern entlassen. Nach einer Vorstellung in der dermatologischen Ambulanz, wo die Fortsetzung der bisherigen Behandlung empfohlen wurde, entschlossen sich die Eltern zu einem Aufenthalt in der Fachklinik Bellevue auf Fehmarn.

Ich sah einen kräftigen Jungen mit einer schweren atopischen Dermatitis. An der Stirn, am Hinterkopf und an den Extremitäten fanden sich zwei bis fünf Zentimeter messende, scharf begrenzte, geschwollene, gerötete und mehrheitlich nässende Ekzemherde. Die Wangen, die Handgelenke und vor allem die Außenseiten der Beine wiesen ebenfalls nässende Ekzeme auf.

Die allergologische Diagnostik ergab weitere hochgradige Allergien gegen Fisch (<100 kU/l Klasse 6), Weizenmehl (72.2 kU/l Klasse 5), Roggenmehl (67.5 kU/l Klasse 5) und Allergien der Klasse 1 bis 3 gegen Soja, Linsen, verschiedene Obstsorten sowie gegen inhalative Allergene wie Katzen, Hunde und Hausstaubmilben. Warum man sich sowohl in der Universitätsklinik als auch in der Spezialambulanz mit drei spezifischen IgE-Untersuchungen begnügt hatte, obwohl der Gesamt-IgE-Wert um das Hundertfache erhöht war, erschien mir unverständlich.

Der Nahrungsaufbau erfolgte auf der Basis eines kuhmilchfreien Hydrolysats zunächst unter Beimengung der wenigen, verträglichen Nahrungsmittel. Nahrungsmittel mit niedrigeren Allergiewerten wurden abwechselnd in zwei- bis dreitägigen Abständen eingesetzt.

Das Hauptproblem bestand darin, Jakob das Essen beizubringen. Da der Klinik- und natürlich auch der Küchenbetrieb ruhten, wurden Jan und seine Mutter im Privathaus des leitenden Arztes bekocht und nahmen die Mahlzeiten zusammen mit dessen Familie ein. Unvergesslich bleiben die Situationen, in denen Jans Mutter sich um das Füttern bemühte. Das Breischüsselchen in der Linken, den Löffel in der Rechten, verfolgte sie unter dem Tisch auf den Knien rutschend das davonkrabbelnde Kind. Nach diesen anfänglichen Schwierigkeiten gelang es jedoch, das Hydrolysat zur Hälfte durch feste Nahrung zu ersetzen. Es kamen ca. 20 Nahrungsmittel zum Einsatz.

Jan hatte nach drei Wochen immerhin 1000 Gramm zugenommen und wog jetzt 8,8 Kilogramm. Wegen einer nachgewiesenen erheblichen Fehlbesiedlung des Darmes und einer deutlichen Verringerung der Protektivflora (Abwehrflora) und einer starken Vermehrung von Clostridien begann ich eine probiotische Behandlung mit Pro Symbioflor und Symbioflor 1.

Außerdem war eine antientzündliche Behandlung der Haut angezeigt, unter völligem Verzicht auf Kortison, Calcineurininhibitoren (Elidel) oder antibiotikahaltige Zubereitungen. Ich behandelte nach der Regel »nass auf nass und trocken auf trocken« und wendete wegen der ausgebreiteten Superinfektionen täglich Schachtelhalmtee, schwarzen Tee oder bakteriostatisch wirkenden Kaliumpermanganat-Lösung an. Die stark juckenden und nässenden Stellen reagierten gut auf Tannosynt beziehungsweise Bolus Lotio. Es folgten Salben auf der Grundlage von Unguentum emulsificans aquosum (70 %). Einmal wöchentlich erhielt Jakob eine Ampulle Staphylococcus aureus Injeel gespritzt. Nach acht Tagen ließ das Nässen nach, und ich konnte mit Salben auf der Grundlage von Unguentum emulsificans aquosum (70 %), weißer Tonerde und Olivenöl oder mit Dexpanthenol zur Wundheilung weiterbehandeln. Am Ende wurde die wasserarme Bolus Paste eingesetzt.

Insgesamt besserte sich das Hautbild deutlich. Die Kratzanfälle ließen selbst beim Entkleiden deutlich nach. Zu keinem Zeitpunkt musste ich juckreizlindernde Anthistaminika einsetzen. Die scharf begrenzten mikrobiellen Ekzemherde verkleinerten sich, waren aber auch nach dreiwöchiger Behandlung noch nicht verschwunden. In einem abschließenden Abstrich wurden immer noch massenhaft Bakterien des Typs Staphylococcus aureus gefunden, sodass ich die zwei Mal wöchentlichen Spritzen der Staphylococcus-Nosoden fortsetzen musste. Da diese Behandlung möglicherweise auch nach der Entlassung notwendig sein würde, brachte ich Jans Mutter das Setzen von Spritzen bei.

Die verhaltenstherapeutischen Gespräche nahmen während Jans Aufenthalt auf Fehmarn großen Raum ein. Sein Schlafrhythmus war anfangs völlig durcheinandergeraten. Durch die abendliche Breimahlzeit, aber auch durch die Umstellung der Schlafzeiten am Tage normalisierten sich die Nächte zusehends. Die Mutter musste lernen, nicht auf jede Kratzattacke und auch nachts nicht auf jedes Geräusch sofort zu reagieren. Und sie musste zu einem strukturierten Tagesablauf finden, der auch den Wünschen und Bedürfnissen der Eltern gerecht wurde. Dies gelang immer besser. Jan bekam nachts nur noch eine Flasche und schlief bis in die frühen Morgenstunden.

Der Junge durchlief während des dreiwöchigen Aufenthalts eine erstaunliche Entwicklung. So richtete er sich selbst zum Stand auf und bemühte sich wenig später um die ersten Schritte. Jan bildete die ersten zusammengesetzten Laute und zeigte ein außergewöhnliches manuelles Geschick.

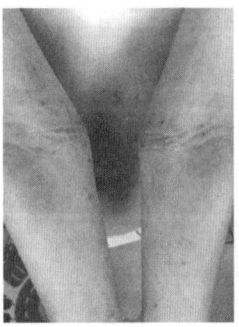 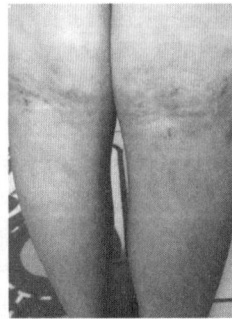

Abbildungen 22 und 23: Die Übergangsform der AD in die Neurodermitis

© Liffler

Der Kleine zahnte während des gesamten Aufenthaltes mit den typischen Begleiterscheinungen. Einen Infekt der oberen und unteren Luftwege bewältigte er ohne medikamentöse Unterstützung innerhalb von zwei Tagen. Zu keinem Zeitpunkt litt das Kind unter Atembehinderungen.

Jan und seine Mutter wurden nach drei Wochen mit folgenden Empfehlungen entlassen:
- Fortsetzung des Nahrungsaufbaus, Rotation der geringgradig allergenen Nahrungsmittel und Anpassung der Neocatemenge unter ökotrophologischer Begleitung
- Sublinguale Immuntherapie (SLIT) gegen die hochgradigen Nahrungsmittelallergien (Kuhmilch, Hühnerei, Weizen und Roggen)
- Behandlung des subakuten Ekzems, d. h. der nicht infektiösen, nicht nässenden Hautareale mit Bolus alba und Bolus Paste, potenziell infektiöse Herde mit Triclosan 2%. Morgendliche und abendliche Waschungen mit Schachtelhalmtee. Nässende Herde sollten mit Bolus Lotio oder kurzzeitig mit Tannosynt Lotio behandelt werden.
- Fortsetzung der probiotischen Behandlung
- Einhaltung der alltäglichen Abläufe, insbesondere des Schlafrhythmus

Jan ist mittlerweile knapp zehn Jahre alt, hat sich völlig normal entwickelt und besucht erfolgreich das Gymnasium.

Die Übergangsform zur Neurodermitis

Entwicklung und Verlauf

Zehn bis 20 Prozent der akuten Verläufe bleiben über das Kindergartenalter hinaus bestehen und gehen in eine chronische Form über, die bereits Merkmale der klassischen Neurodermitis aufweist. Dennoch entspricht diese Verlaufsform noch der AD. Die Entzündungen finden sich sowohl an den Außenseiten der Arme und Beine als auch in den Beugen. Manche Kinder zeigen schon die charakteristische schuppige Blässe der Gesichtshaut; die allgemeine Hauttrockenheit als Hinweis auf den Barrieredefekt sieht man bei Kindern eher selten. Da sich Schulkinder für ihr Erscheinungsbild zu schämen beginnen, setzen die Eltern verstärkt kortisonhaltige Medikamente ein. Das führt zwar rasch zur kurzzeitigen Besserung, die symptomfreien Intervalle werden aber immer kürzer. Es muss intensiver gecremt werden, und die Wirkung der Medikamente lässt zusehends nach.

Die Behandlung der Übergangsform ist die letzte Möglichkeit, die Entwicklung in Richtung Neurodermitis zu stoppen. Die Behandlung ist für den Arzt, vor allem aber für den Patienten eine echte Herausforderung, weil in diesen Fällen in der Regel nur ein radikaler Schnitt sowohl auf der psychischen wie auf der sozialen und medikamentösen Ebene hilft. Die aktive Auseinandersetzung mit dem eigenen Denken und Fühlen, das Beenden der Vermeidung und der Entzug der topischen Wirkstoffe erfordern vor allem Motivation und die Entwicklung eigener Ziel- und Wertvorstellungen.

Die dermatologische Behandlung konzentriert sich in erster Linie auf die Behandlung der Hauttrockenheit und der Hautverdickungen. Das geschieht aber nicht über eine Dauerbehandlung mit feuchtigkeitsspendenden Salben, sondern über die Stimulation und Wiedererweckung der selbst regulierenden Eigenschaften der Haut. Die richtige Einschätzung des Entwicklungsstadiums ist entscheidend: Beim vollständigen Verlust der Barrrierefunktion muss dieser

Versuch scheitern. In diesen Fällen sollte der Patient entsprechend den gültigen medizinischen Leitlinien behandelt werden.

Merkmale der Übergangsform

- Fortdauer der AD über das Kindergartenalter hinaus
- Zunehmende Blässe und auffallend trockene, feinschuppige Gesichtshaut, an den Hand- und Fußgelenken verdickte, rissige Stellen, Wechsel der Ekzemherde von den Außenseiten der Extremitäten in die Beugen
- Diskrete atopische Stigmata, beispielsweise die doppelte Lidfalte am Unterlid (Dennie-Morgan-Falte)
- Zunehmende psychische Auffälligkeiten (regressives, nicht altersentsprechendes Verhalten, ADHS)

Nebenkriterien

- Mindestens ein atopisch veranlagter Elternteil und häufig fehlende Einsicht in die psychosomatischen Zusammenhänge oder die Unfähigkeit, an der bestehenden Eltern-Kind-Interaktion beziehungsweise der symbiotischen Beziehung etwas zu ändern
- IgE-vermittelte Allergien, häufig auch gegen inhalative Allergene
- Asthma bronchiale oder Heuschnupfen als Begleiterkrankungen

Die dermatologische Behandlung der chronifizierenden Übergangsformen

Hauttrockenheit infolge eines fortschreitenden Barrieredefekts führt zu vermehrten Entzündungen, Juckreiz und Hautbrennen. Außerdem werden evtl. die allergischen Sensibilisierungen begünstigt. Säuglinge und Kleinkinder leiden jedoch höchst selten unter großflächiger Hauttrockenheit.

Der wissenschaftliche Wirksamkeitsnachweis einer lebenslangen Basistherapie ist nicht gegeben. Im Gegensatz zu den Leitlinienempfehlungen sollte die mäßige Hauttrockenheit deshalb systematisch intermittierend (stufenweise abnehmend) mit Basistherapeutika behandelt werden. Dabei wird die Haut zunächst täglich und dann mit immer länger werdenden Pausen so lange unterstützt, bis sie die Selbstregulierung, d. h. ihre Barrierefunktion, wieder erlernt hat.

Tabelle 7

Erscheinungsbild	Behandlung
Lokal trockene, schuppig rissige Haut	Bei größeren trockenen Arealen evtl. 1–2 mal wöchentlich Ölbad mit kalt gepresstem Olivenöl/ Sonnenblumen- oder Distelöl (Balmandol, Balneum Hermal), evtl. mit Salzzusatz, danach Bolus Paste (Rp.: Bolus alba 2.0, Vaselinum album 25.0)
Beginnende Lichenifikationen, verdickte Haut mit Vergröberung des Hautreliefs, Schuppung, kaum Rötung, besonders an den Hand- und Fußgelenken	Abbau der Hautverdickungen mit Salicyl Vaseline 1–2% (Rp.: Acid salicyl Pulv Subt 0.5, Vaselinum album ad 50.0), danach Bolus Paste (Rp.: Bolus alba 25.0, Vaselinum album 25)

Falldarstellung

Stefan B.

Man sah ihn nicht, aber hörte ihn umso lauter. Stefan schrie schon, bevor er das Haus betrat. Ich dachte zuerst, die Mutter habe seine Schuhe zu Hause vergessen, weil der Viereinhalbjährige getragen wurde. Er beruhigte sich erst auf dem Schoß der Mutter, wo er eingerollt wie ein Hündchen ihre Brust suchte. Ihn von der Mutter zu trennen, war unmöglich.

Stefan sollte zur stationären Behandlung aufgenommen werden. Er und seine zwei Jahre ältere Schwester Sofie litten unter atopischer Dermatitis. Stefan war auf den ersten Blick erkennbar stärker betroffen. Bei ihm war die AD in eine chronische Form der Neurodermitis übergegangen. Die Blässe des Gesichts, die mehlig-schuppige Haut, die ausgedünnten Augenbrauen und die Fältelung der Unterlider zeigten, dass es sich um ein weit fortgeschrittenes Stadium der AD handelte.

Stefan hatte schon drei stationäre Behandlungen hinter sich, die letzte erst vor drei Monaten. Die 42-jährige Mutter war selbst atopisch veranlagt und hatte viele Jahre unter einer schweren Neurodermitis gelitten. Seit einigen Jahren überwogen asthmatische Beschwerden.

Die bisherige Behandlung der Kinder war überwiegend »alternativ« gewesen. Ein Jahr lang waren Allergien mit einem Bioresonanzgerät »diagnostiziert« und wöchentlich für 250 Euro »gelöscht« worden. Die Mutter sagte, sie sei eigentlich zufrieden mit dem Verlauf von Stefans Krankheit und wolle in ihrem Leben nichts grundsätzlich ändern. Die bisherigen zahlreichen Ratschläge hätten nie etwas geändert.

Nach einem knapp einstündigen einführenden Gespräch meinte ich, Stefan müsse jetzt untersucht werden können. Ganz selbstverständlich trug die Mutter den Jungen zu einer gegenüberstehenden Wickelkommode, die eigentlich der Untersuchung von Säuglingen diente. Stefan klammerte sich wimmernd und schreiend an die Mutter, die ihn streichelte und küsste. Als ich mich anschickte, den Jungen zu untersuchen, und meinte, das könne ein Kind dieses Alters durchaus ertragen, unterbrach mich die Mutter sichtlich erregt mit den Worten, ihr Sohn müsse überhaupt nichts ertragen und ich solle den Kleinen bitte nicht anfassen. Frau B. ließ sich im Weiteren durch nichts und niemanden von ihrem Stefan trennen. Der quittierte den geringsten Versuch einer Trennung von der Mutter mit hochgradiger Erregung, anhaltendem Schreien und hemmungslosen Kratzattacken.

Zugleich wollte Frau B. endlich wissen, was ihrem Kind eigentlich fehlte. Das hatte man offenbar auch während der vorangegangenen stationären Behandlungen nicht klären können. In einem weiteren ausführlichen Gespräch erklärte ich ihr die Systematik der allergologischen Diagnostik: dass allen Schritten zunächst die Anamneseerhebung und eine körperliche Untersuchung vorausgehen müsse und wie sich die verschiedenen Methoden unterscheiden. Ich versprach ihr, dass nichts ohne ihr aktives Mitwirken geschehe.

Dennoch sah sich Frau B. nicht in der Lage, ihrem Sohn die Untersuchung zuzumuten. Die ganze Situation erschien mir zunehmend grotesk. Stefans Mutter war intelligent und besaß einen Hochschulabschluss, war aber nicht gewillt, auf irgendein noch so vernünftiges Argument einzugehen.

Als Stefan merkte, dass ihm die Untersuchung erspart blieb, konnte er plötzlich reden wie ein Wasserfall und war ein ganz anderes Kind. Jetzt saß er auch nicht mehr bei der Mutter auf dem Schoß, sondern spielte mit seiner Schwester, als sei nie etwas geschehen. Die hatte offenbar die Ersatzmutterrolle übernommen. Es ging also nicht nur um eine außergewöhnliche Mutter-Sohn-, sondern auch um eine Art Geschwistersymbiose.

Stefan schrie auch außerhalb der Sprechstunden stundenlang, sobald man ihm seinen Willen abschlug. Sprach ich die Mutter darauf an, meinte sie, das sei nicht schlimm, daran hätte sie sich gewöhnt. Das Verhalten dieser Frau stand im krassen Widerspruch zu ihren intellektuellen Fähigkeiten. Obwohl sie die Folgen ihres eigenen Verhaltens, die wir ihr nach und nach klarmachten, einsah und die therapeutische Notwendigkeit akzeptierte, sah sie sich außerstande, an der Beziehung zu ihrem Sohn etwas zu ändern.

Nach zahlreichen Gesprächen gestand Frau B., dass diese Entwicklung sicher etwas mit ihrer Vorgeschichte zu tun habe. Sie sei in erster Linie Mutter und hätte das Muttersein immer ihrem Beruf übergeordnet. Diese Eigenschaft habe sie von ihrer eigenen Mutter übernommen, die auch eine »Übermutter« gewesen war. Da Stefan nach Absprache mit dem Ehemann das letzte Kind sein

sollte, habe sie an diesem Zustand so lange wie möglich festhalten wollen. Dabei hatte das Stillen für sie ganz sicher eine gewisse libidinöse Bedeutung.
Mit beträchtlichem psychotherapeutischem Aufwand gelang es, die Anklammerung des Kindes an die Mutter abzubauen. Der Junge ging irgendwann allein in die Kinderbetreuung der Klinik und verhielt sich dort zunehmend altersentsprechend. Sobald die Mutter in seine Nähe kam, verfiel er allerdings in alte Verhaltensmuster. Diese Phasen wurden aber immer kürzer, weil die Mutter inzwischen gelernt hatte, diese eingeschliffene Art der Kommunikation abzulehnen. Nach drei Wochen schlief Stefan in seinem eigenen Bett und kooperierte überwiegend gut, beispielsweise bei den Untersuchungen oder den Nahrungsmittelprovokationen. Die Kratzattacken beschränkten sich nur noch auf Phasen, in denen er mit der Mutter um seine angestammten Gewohnheitsrechte kämpfte. Stefan konnte sowohl in deutlich besserem körperlichem Zustand als auch mit nahezu altersentsprechendem Verhalten entlassen werden.

Die klassische Hautkrankheit Neurodermitis

Entwicklung, Verlauf und Erscheinungsbild

Die Neurodermitis ist im Unterschied zu den vorangegangenen Entwicklungsstufen eine chronische oder chronisch-wiederkehrende, nicht ansteckungsfähige Hauterkrankung mit starkem Juckreiz. Je nach Ausdehnung und Intensität des Juckreizes handelt es sich um eine schwere Beeinträchtigung, die die Lebensqualität der Betroffenen deutlich und langfristig einschränkt.
Die Neurodermitis erkennt man unschwer an ihrem klassischen Bild mit Betonung des Ekzems in den Beugen der Arme und Beine, an den Hand- und Fußgelenken, um die Augen und den Mund, an der Stirn und am Hals. Trockene, schuppige, rissige und verdickte Haut mit starken Kratzspuren sowie Entzündungen der Bindehäute sind charakteristisch. Die Neurodermitis unterscheidet sich von anderen Dermatosen auch durch charakteristische Zeichen: Fältelung

der unteren Augenlider, das Ausfallen der Augenbrauen und der Haare an der Stirn-Haar-Grenze sowie der »weiße Dermographismus«, einer auffälligen Reaktion der Haut auf einen mechanischen Reiz. Die Haut reagiert an der gereizten Stelle zunächst mit Rötung, die dann aber rasch die Farbe wechselt und weiß wird.

Der Juckreiz-Kratz-Zyklus ist stark ausgeprägt. Die Komplikationsrate im Rahmen schwerer Schübe ist hoch und wird vor allem von den Hautinfektionen verursacht. Die erhöhte Wahrnehmungsempfindlichkeit (SPS) steigert den Leidensdruck und verstärkt bei den Heranwachsenden und jungen Erwachsenen das Gefühl der sozialen Ausgrenzung. Die schwere Neurodermitis führt insofern fast immer zu schweren psychischen Störungen, die wiederum Einfluss auf den Krankheitsverlauf nehmen. Ein Circulus vitiosus wird in Gang gesetzt.

Mehr als die Hälfte der Patienten leidet unter IgE-vermittelten Allergien. Die Neurodermitis wird häufig von anderen Krankheiten wie Asthma bronchiale und Heuschnupfen begleitet.

Merkmale der Neurodermitis

Weist ein Patient drei oder mehr der folgenden Merkmale auf, gilt die Diagnose Neurodermitis als gesichert (Hanifin und Rajka, 1980).

- Flächenhafte Verdickung der Haut an Kniekehlen und Armbeugen
- Hautveränderungen an charakteristischen Stellen
- Juckreiz
- Chronischer schubweiser Verlauf
- Eigene oder familiäre Allergie

Nebenmerkmale

- Allergische Reaktionen auf bestimmte Nahrungsmittel
- Allergische Reaktionen vom Soforttyp im dermatologischen Hauttest

- Atopiefalte, eine doppelte Lidfalte unter dem Auge (Dennie-Morgan-Zeichen)
- Ausdünnung der seitlichen Augenbrauen (Hertoghe-Zeichen)
- Dermographismus: blutleere helle Stellen nach Druck auf die Haut (zum Beispiel mit den Fingern) bleiben lange erhalten
- Ekzeme an Brustwarzen
- Erhöhte Antikörper-Spiegel (IgE) im Blutserum
- Ersterkrankung im Säuglings-/Kleinkindesalter
- Grauer Star oder kegelförmige Hornhautvorwölbung am Auge (Keratokonus)
- Juckreiz durch Schwitzen
- Kleine Knötchen (Papeln), häufig an Oberarmen oder Beinen (follikuläre Keratosen)
- Linsentrübung des Auges
- Neigung zu Hautinfektionen (Bakterien oder Viren)
- Neigung zu unspezifischen Ekzemen an Händen und Füßen
- Trockene Haut aufgrund gestörter Barrierefunktion
- Trockene Lippen
- Unverträglichkeit von Wolle
- Wiederkehrende Bindehautentzündung

Geringe Akzeptanz der dermatologischen Behandlungsweise

Die seit Jahrzehnten unveränderten Vermeidungsempfehlungen und die symptomatischen medikamentösen Behandlungen haben an der zunehmenden Häufigkeit nichts geändert. Die Zahl der primär chronisch neurodermitiskranken Säuglinge und Kleinkinder nimmt zu. Die Akzeptanz der dermatologischen Behandlungsweise ist deshalb gering.

In Deutschland nehmen etwa 46 Prozent der Allgemeinbevölkerung zeitweilig Alternativverfahren in Anspruch. Unter stationären Ekzempatienten sind es bis zu 51 Prozent. Damit

DIE ATOPISCHE DERMATITIS/NEURODERMITIS 101

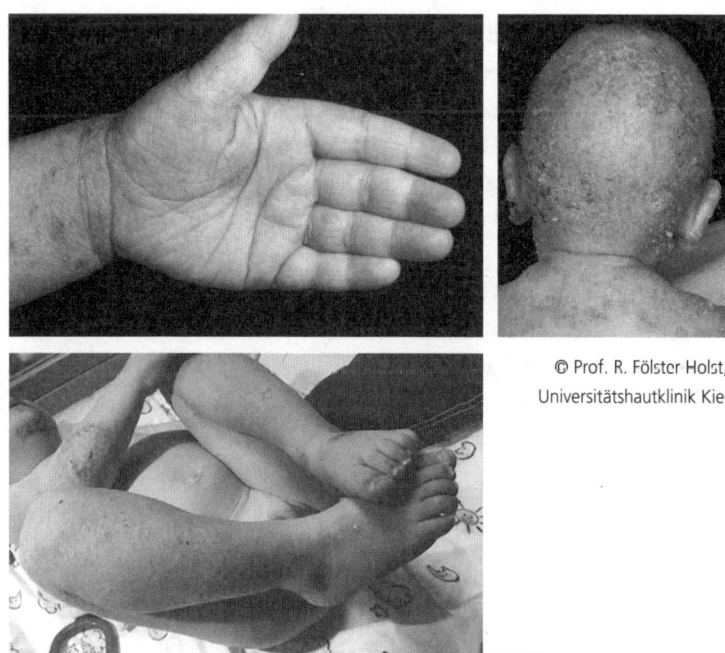

© Prof. R. Fölster Holst,
Universitätshautklinik Kiel

© Liffler

Abbildungen 24 bis 26: Das Vollbild der Neurodermitis beim Säugling

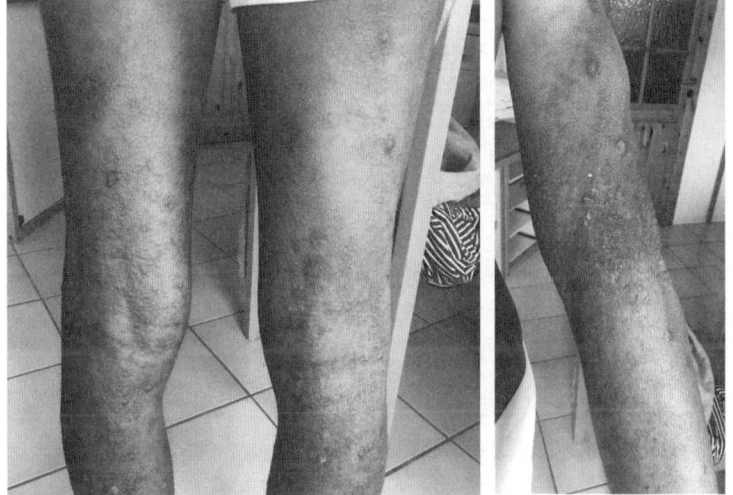

Abbildungen 27 bis 28: Erwachsener bei der stationären Aufnahme © Liffler

liegt Deutschland neben Frankreich weltweit an der Spitze. Die klassische Homöopathie, die Traditionelle Chinesische Medizin, insbesondere die Akupunktur, die Bioresonanztherapie und diverse, oft unzureichend begründete Diätformen beziehungsweise Nahrungsergänzungsmittel sind die häufigsten Verfahren. Die Placeborate in kontrollierten Studien zur Neurodermitis liegt bei circa 30 Prozent. Die Evidenzlage im Sinne methodisch guter Studien zur Beurteilung der Wirksamkeit und Sicherheit von Alternativverfahren ist bei der Neurodermitis gering. Am Ende »therapeutischer Odysseen« steht oft der schwere Krankheitsschub, der eine dermatologische Behandlung unumgänglich macht.

Die Bedeutung der Leitlinienempfehlungen

Anders als bei den verschiedenen Entwicklungsstadien der atopischen Dermatitis, sollte die Neurodermitis wegen des Funktionsverlustes der Haut, insbesondere wegen der chronischen Hauttrockenheit, zunächst grundsätzlich entsprechend der AWMF-Leitlinie Neurodermitis behandelt werden [3]. Die Betreuung durch einen Hautarzt oder erfahrenen Kinderarzt oder Allgemeinmediziner ist unerlässlich. Ernährungsmedizinische, desensibilisierende oder verhaltenstherapeutische Maßnahmen werden möglichst begleitend fortgesetzt. Bei anhaltender Besserung können die Einschränkungen und die medikamentösen Behandlungen bedarfsgerecht reduziert werden.

Ebenso sollten Kinder mit akuter atopischer Dermatitis entsprechend der Leitlinie behandelt werden, wenn sich ihr Zustand aufgrund schwerer Komplikationen oder außergewöhnlich belastender Lebensumstände bedrohlich verschlechtert. Eine solche Situation ist dann gegeben, wenn die belastende Situation, beispielsweise ein Elternkonflikt, kurzfristig nicht abwendbar erscheint und wenn weder verhaltenstherapeutische, hautpflegende oder die bislang beschriebenen dermatologischen Maßnahmen nicht zum Erfolg führen.

Der Stellenwert davon, dass die Empfehlungen zu erheblichen Einschränkungen der Lebensqualität führen, sind realitätsfremd. Wenn ihr Kind von einem Arzt versorgt wird, sollten sie aber seine Vermeidungsempfehlungen akzeptieren.

Die Basistherapie

Die Basistherapie der Neurodermitis besteht entsprechend den Leitlinienempfehlungen in einer stadienabhängigen Behandlung der Haut mit Basistherapeutika. Bei einem nachweislichen Verlust der Barrierefunktion und chronischer Hauttrockenheit ist diese Behandlung unvermeidbar. Die Hauttrockenheit führt vermehrt zu Entzündungen, Juckreiz und Hautbrennen. Außerdem wird vermutet, dass der Barrieredefekt evtl. die allergischen Sensibilisierungen begünstigen könne. Mit einer stadiengerechten Basistherapie, zum Beispiel mit fetten Salbengrundlagen auf trockener Haut oder hydratisierenden Öl-in-Wasser-Emulsionen, könne die Hauttrockenheit symptomatisch behandelt werden.

Begleitende Basisbehandlung

Im Rahmen der Basistherapie wird eine Reihe von juckreizstillenden, entzündungshemmenden und austrocknenden Wirkstoffen empfohlen:
- *Polidocanol* (Thesit®) ist eine hautaktive Substanz mit einer oberflächenbetäubenden Wirkung. *Gerbstoffe* (Eichenrindenextrakt) wirken austrocknend, reizlindernd und gering antibiotisch. Sie sind angezeigt bei akuten, nässenden Ekzemen (z. B. Tannosynt Creme® oder Tannosynt Lotio®).
- *Zinkhaltige Salben* oder als Zinkschüttelmixtur wirken kühlend, entzündungshemmend, aber auch austrocknend (z. B. Zinkschüttelmixtur DAC als Basis oder Altapharma med. Zinksalbe®, Bioturm Zink-Salbe®). Nebenwirkung: Austrocknung der Haut.

- *Bufexamac* hat eine geringe entzündungshemmende Wirkung (Parfenac Salbe®). Nebenwirkung: häufig Kontaktallergien, daher ein umstrittenes Präparat!

Die äußerliche Behandlung akuter Neurodermitisschübe

Kortisonhaltige Arzneimittel

Äußerlich anwendbare Kortisone sind bei der chronischen Neurodermitis wichtiger Bestandteil der dermatologischen Therapie und zeigen v. a. kurzfristig rasche Erfolge, langfristig unterdrücken sie aber die Hautreaktion oft nur und tragen nicht zu einer echten Heilung bei. Die entzündungshemmende und juckreizlindernde Wirkung steht im Vordergrund. Wirkstoffe wie Kortison oder Calcineurininhibitoren müssen von Ärzten verordnet werden; diese Behandlungen werden hier nur zum besseren Verständnis und zur Beurteilung der damit verbundenen möglichen Nebenwirkungen dargestellt. Sie sollten immer unter strenger Abwägung von Nutzen und Risiken verordnet werden. Bei den schweren Schüben der Neurodermitis ist der Einsatz dieser Wirkstoffe in der Regel nicht zu umgehen. Die unzureichend behandelte Neurodermitis hat für die Betroffenen und ihre Angehörigen meist länger dauernde, schwerwiegende körperliche und psychosoziale Traumatisierungen zur Folge.

Nebenwirkungen – massiv bei längerer lokaler Anwendung:

- Verdünnung und Empfindlichkeit der Haut
- Gefäßzeichnungen und punktuelle Blutungen
- Bei großflächiger Anwendung von >20% der Körperoberfläche nehmen die inneren Nebenwirkungen zu.
- Kritisch ist die Behandlung von Körperpartien wie Gesicht, Hals, Achselhöhlen, Leistenregion, Genital- und Windelbereich, Kniekehlen, zwischen den Fingern und den Zehen. Diese Areale, wenn überhaupt, nicht länger als wenige Tage behandeln.

Merke: *Die Behandlung wird in der Regel einmal täglich empfohlen, in Ausnahmefällen zweimal täglich. Sie sollte bis zur Abheilung der einzelnen Hautschäden fortgeführt werden. Eine dauerhafte tägliche Behandlung ist nicht ratsam. Im Anschluss an die Akuttherapie kann eine bis zu dreimonatige Nachbehandlung ein- bis zweimal pro Woche sinnvoll sein. Insbesondere Säuglinge und Kleinkinder sind anfälliger in Bezug auf Nebenwirkungen.*

Die Wirkstoffklassen der kortisonhaltigen Arzneimittel

Die kortisonhaltigen Arzneimittel für die äußere Behandlung werden nach ihrer Stärke in Wirkstoffklassen eingeteilt. Eine längere Anwendung von Mitteln der Klasse III wird bei Säuglingen und Kleinkindern in der Regel nicht empfohlen. Leider werden mit Hinweis auf die individuelle Schwere des Krankheitsbildes häufig zu stark wirkende Arzneimittel verordnet, darunter Advantan® und Dermatop® (Wirkstoffklasse 3).

Klasse I, schwach wirksam: Hydrocortisonacetat (Dermacalm-d®, Sanadermil®), Prednisolonacetat (z.B. Imacort®)

Klasse II, mittelstark wirksam: Clobetasonbutyrat (Emovate®), Hydrocortisonbutyrat (Locoid®), Flumetasonpivalat (Locacorten®), Fluprednidenacetat (Decoderm® bivalent), Desonid (Locapred®), Triamcinolonacetonid (z. B. Pevisone®), Dexamethasonacetat (zum Beispiel Doxiproct® Plus)

Klasse III, stark wirksam: Betamethasonvalerat (z. B. Betnovate®), Fluocinolonacetonid (Synalar®), Diflucortolonvalerat (Travocort), Fluocinonid (Topsym®), Halometason (Sicorten® plus, Methyl- prednisolonaceponat (Advantan®), Mometasonfuroat (Elocom®), Fluticasonpropionat (Cutivate®), Prednicarbat (Prednitop®, Dermatop®)

Klasse IV, sehr stark wirksam: Clobetasolpropionat (Dermova)

Die Schubbehandlung mit Pimecrolimus oder Tacrolimus

Neben den Kortisonen haben die ebenfalls äußerlich anwendbaren *Calcineurininhibitoren* (Pimecrolimus und Tacrolimus) zu einer Erweiterung der dermatologischen Therapiemöglichkeiten geführt. Die Calzineurininhibitoren (z.B. Elidel® und Protopic®) wirken immunsupressiv, vor allem entzündungshemmend. Empfohlen wird der Einsatz von Pimecrolimus/Elidel 1% in der Therapie von leichten bis mittelschweren Ekzemen, der von Tacrolimus (Protopic 0,1 beziehungsweise 0,03%) bei mittelschweren bis schweren Ekzemen ab dem dritten Lebensjahr.

Elidel® und Protopic® werdenvor allem dann empfohlen, wenn topische Glukokortikosteroide nicht einsetzbar sind oder über die Behandlungsdauer zu bleibenden Schädigungen führen würden. Calcineurininhibitoren sollten in besonders empfindlichen Körperbereichen eingesetzt werden. Calcineurininhibitoren sollten über die Abheilung hinaus in der Regel zunächst drei Monate zweimal wöchentlich weiter eingesetzt werden.

Nebenwirkungen:

- Brennen im Anwendungsbereich
- Sonnenexposition vermeiden
- Keine Impfungen während der Therapiezeit
- Keine Anwendung bei Herpesinfektionen

Merke: *Es gibt Hinweise auf unkalkulierbare Risiken der Behandlung mit Pimecrolimus und Tacrolimus: Diese ursprünglich aus der Krebsmedizin stammenden Wirkstoffe stehen in Verdacht, ein krebserregendes Potenzial zu besitzen. Die Erfahrungen mit der lokalen Anwendung erstrecken sich mittlerweile allerdings schon über 15 Jahre, und bislang hat sich der Verdacht nicht erhärtet.*

Antibakterielle und antiseptische Therapie

Für die Behandlung der Impetigo (Hautinfektionen mit Staphylococcus aureus) stehen diverse Antiseptika zur Verfügung. Hierdurch lassen sich schwere Komplikationen vermeiden. Abhängig vom Zustand und der Ausdehnung der Infektionen kommen Ganzkörperbäder, Teilbäder, Waschungen oder lokale Pinselungen zur Anwendung. Folgende Substanzen werden dabei eingesetzt:

- Ethacridinlactat (Rivanol®) (bakteriostatisch)*
- Eosinlösung 1% (bakteriostatisch)*
- Chlorhexidindigluconat (bakteriostatisch)*
- Clioquinol (Vioform) (bakterizid)**
- Kaliumpermanganat* 1% (1:1000 verdünnt) beziehungsweise rosafarbene Lösung (bakterizid)**
- Triclosancreme 1% – 3%* (bakterizid)**
- Fusidinsäure (Fucidin Creme®) (bakterizid)**

Bakteriostatische Wirkung* haben Medikamente, die das Wachstum von Bakterien hemmen.

Als bakterizid bezeichnet man Wirkstoffe**, die Bakterien so stark schädigen, dass sie den irreversiblen Zelltod der Erreger auslösen. Bakterizide Wirkstoffe mit guter Wirksamkeit gegen Staphylococcus aureus kommen zum Einsatz, wenn bakteriostatische Maßnahmen versagen.

Orale antibiotische Behandlungen kommen bei schweren Verläufen einer eitrigen Hautinfektion mit Fieber, schlechtem Allgemeinzustand und Lymphknotenschwellungen als Saft oder Tabletten kaum zum Einsatz Dafür hat sich (Staphlex®), bewährt. Diese Behandlungen müssen ärztlich angeordnet und rezeptiert und genau nach den ärztlichen Anweisungen durchgeführt werden.

Antihistaminika

Histamin spielt bei der Entstehung von Entzündungen und allergischen Reaktionen eine Rolle. Fenistil Tropfen® unterdrückt die Wirkung der körpereigenen Substanz. Durch die Blockade dieses Botenstoffes wird der allergische Reaktionsablauf unterbrochen. Es gibt dagegen keinen Nachweis für den Nutzen von ceterizin®. Ebenso wenig gibt es einen Wirksamkeitsnachweis von Mastzellstabilisatoren, z. B. DNCG und Ketotifen.

ERGÄNZENDE VERFAHREN FÜR ALLE STADIEN

Die probiotische Behandlung

Kein Therapieverfahren hat in den vergangenen Jahren einen größeren Hype ausgelöst als die probiotischen Behandlungen des Darms. Wahrscheinlich ist es die absolute Unklarheit der Studienlage, die sowohl bei den Betroffenen als auch bei beruflichen Helfern einen solchen Wildwuchs an Spekulationen möglich macht.

Ein eineinhalb Jahre altes Mädchen litt unter einer leichten bis mäßigen AD ohne Allergien. Es wurde noch teilgestillt und schlief bei den Eltern. In der Therapie ging es dementsprechend vor allem um den Abbau der Überbehütung. Da der Stuhlbefund einen Mangel an Lactobazillus auswies, wurde die Kleine begleitend probiotisch mit *Symbiolact*® (Lactobacillus acidophilus, Lactobacillus paracasei, Lactococcus lactis, Bifidobacterium lactis) behandelt.

Nach vier Monaten meldete sich die Mutter per Mail. Ihrer Tochter gehe es inzwischen sehr, sehr gut. Das sei vor allem der Aufmerksamkeit des Hausarztes zu verdanken. Der hatte das Kind aufgrund eines »Leaky-Gut-Syndroms« (Syndrom des durchlässigen Darms) behandelt, das wir leider übersehen hätten. Seit ihre Tochter *Lactobact Baby*® *Pulver* (Bifidobacterium bifidum, Bifidobacterium breve, Lactobacillus casei) bekomme, gehe es ihr von Tag zu Tag besser.

Es gibt nur wenige Behandlungsansätze, die kontroverser diskutiert werden als die »Darmsanierungen« oder »Symbioselenkungen«. Von den einen als Heilmittel gegen die Neurodermitis hochgelobt, von den anderen als Humbug abgelehnt, wurde sie in zahlreichen Studien untersucht. Nach dem gegenwärtigen Stand der Forschung gibt es keinen Hinweis, dass mit Probiotika gleich welcher Art eine atopische Dermatitis oder Neurodermitis geheilt werden kann. Eine begleitende Behandlung bei eindeutigem Nachweis einer Dysbiose (Fehlbesiedlung) kann unterstützend wirken, wobei unter anderem unklar ist, welche probiotischen Bakterienstämme am wirksamsten sind. Am häufigsten werden Laktobazillen und Bifidobakterien eingesetzt. Auch wie lange und in welcher Dosis Probiotika eingenommen werden sollen, ist noch wenig erforscht.

Die gegenwärtige weltweite Studienlage

Weston et al. untersuchten 2005 den Effekt von Laktobazillen bei 56 Kindern zwischen sechs und 18 Monaten mit moderater bis schwerer Neurodermitis [22]. Sie beschreiben eine Reduktion in der mit Laktobazillen behandelten Gruppe, nicht jedoch in der Placebogruppe. Die Arbeit ist kritisch zu bewerten, da kein direkter Wirkstoff-Placebo-Vergleich durchgeführt wurde.

Viljanen et al. untersuchten 2005 über einen Zeitraum von vier Wochen bei 230 Kindern mit vermuteter Kuhmilchallergie und gleichzeitig bestehender Neurodermitis den Effekt von Laktobazillen im Vergleich zum Placebo [23]. Beim Vergleich aller Kinder ergab sich keine signifikante Differenz in den untersuchten Gruppen. Nur in der Subgruppe der gegen Kuhmilchproteine sensibilisierten Kinder (definiert über den Nachweis von spezifischem IgE im Serum) zeigte sich ein Therapieeffekt von Laktobazillen [24].

Sistek et al. fanden 2006 in einer Studie mit 59 Kindern mit Neurodermitis vier Wochen nach Beendigung einer zwölfwöchigen Behandlung mit Laktobazillen keinen Hinweis auf deren

Wirksamkeit. Lediglich Patienten, die gegenüber Nahrungsmitteln sensibilisiert waren, zeigten ein positives Ergebnis zugunsten der Behandlung mit Laktobazillen.

Fölster-Holst et al. verglichen 2006 in einer randomisierten, doppelblinden, placebo-kontrollierten Studie den Effekt von Lactobacillus im Vergleich zum Placebo während einer achtwöchigen Behandlungsphase. Am Ende der Behandlungszeit ergaben sich keine signifikanten Differenzen im Hinblick auf die klinischen Symptome (SCORAD, Juckreiz, Schlaflosigkeit), die Verwendung von topischen Glukokortikosteroiden und Antihistaminika sowie im Hinblick auf Lebensqualitätsparameter [25].

In einer weiteren prospektiven Studie an über 150 Säuglingen mit milder Neurodermitis, die von Gruber, Wendt, Sulser et al. 2007 durchgeführt wurde, zeigte sich ebenfalls kein Effekt von Laktobazillen gegenüber dem Placebo [26].

In einer Studie aus Taiwan von Wu KG et al. wurde 2012 die Behandlung mit einem Präbiotikum (Fructo-Oligosaccharid) mit einer Kombination des Präbiotikums zusammen mit Lactobacillus salivarius verglichen. 60 Kinder im Alter von zwei bis 14 Jahren mit moderater bis schwerer Neurodermitis wurden hier in zwei Gruppen randomisiert und bekamen über acht Wochen zweimal täglich die entsprechende Behandlung. Nach acht Wochen war der Schweregrad der Neurodermitis in der Gruppe, die zusätzlich zum Präbiotikum Lactobazillen erhalten hatte, niedriger [27].

2016 untersuchten Navarro-López et al., ob eine Mischung von oralen Probiotika bei der Behandlung von AD-Symptomen wirksam ist und Einfluss auf die Verwendung topischer Steroide hat. In einer zwölfwöchigen randomisierten, doppelblinden Studie erhielten von März bis Juni 2016 50 Kinder zwischen vier und 17 Jahren mit mittelschwerer atopischer Dermatitis (Ausdehnung und Intensität 20–40 Prozent) entweder täglich eine Tablette einer Probiotikakombination aus Bifidobacterium lactis, Bifidobacterium longum und Lactobacillus casei mit Maltodextrin oder ein Placebo aus Maltodextrin. Die Gruppen wurden nach Geschlecht, Alter und Erkrankungsalter getrennt.

Nach zwölf Wochen war die mittlere Reduktion des SCO-RAD-Index in der Probiotikagruppe höher als in der Kontrollgruppe. Die Studie erlaubte die Schlussfolgerung, dass eine Mischung von Probiotika die Ausdehnung und die Intensität der atopischen Dermatitis sowie den Einsatz topischer Steroide signifikant senke [28].

Dazu sei angemerkt, dass die Beurteilung des Verlaufs einer AD anhand des SCORAD (Ausdehnung des Ekzems in Prozent der Körperoberfläche und Intensität des Juckreizes) ungenau und insofern wenig aussagekräftig ist. Ebenso kann der Einsatz von kortisonhaltigen topischen Medikamenten bei einer durchschnittlichen Ausprägung des Ekzems von 20 bis 40 Prozent nach Belieben gesenkt werden.

Nach dem gegenwärtigen Stand der Forschung gibt es eine altersabhängige Zusammensetzung der Normalflora. Ihre Entwicklung beginnt mit der natürlichen Geburt und setzt sich mit dem Stillen fort. Die abwechslungsreiche, möglichst naturbelassene Ernährung und die Vermeidung überflüssiger antibiotischer Behandlungen sind Grundvoraussetzungen für eine leistungsfähige Darmflora. Inwieweit Stress sich negativ auf die Darmflora auswirkt, ist noch nicht abschließend geklärt. Die Ergebnisse von Tierversuchen sprechen für einen Zusammenhang. Es wurde beobachtet, dass eine gestörte Darmbesiedlung mit dem Nervensystem in Beziehung steht. Die Wahrscheinlichkeit, dass die überempfindliche neurale Wahrnehmungsverarbeitung (SPS) über den vegetativen Dauerstress nicht nur zu einer Überempfindlichkeit der Haut und des Immunsystems führt, sondern auch den Darm und seine Flora belastet, ist groß. Dass wiederum die gestörte Darmflora negative Rückwirkungen auf das Nervensystem hat und dadurch ein Circulus vitiosus entsteht, erscheint logisch. Der Forschungsbedarf ist gewaltig.

Trotz großer Lücken erlaubt der gegenwärtige Kenntnisstand Rückschlüsse auf die Behandlungsmöglichkeiten. Entsprechend den Studienergebnissen ist es empfehlenswert, die atopische Dermatitis mit nachgewiesenen Nahrungsmittelallergien sowie die Übergangsform zwölf Wochen lang mit z. B. Probiotik Pur Pulver® oder Bactoflor Kapseln®, Lactobact Baby® Pulver und Symbiolact® Pulver zu behandeln.

Die begleitende homöopathische Behandlung

Von den Gegnern der komplementärmedizinischen Verfahren, insbesondere der Homöopathie, werden leider immer wieder bedeutsame Details vernachlässigt und einseitige Ressentiments geschürt, die diesen Verfahren nicht gerecht werden. Ein großes Problem besteht darin, dass die medizinischen Fachgesellschaften den derzeitigen medizinischen Standard der aufwendigen RCT-Studien (englisch: randomized controlled trial) nicht finanzieren können. Abweichende Studiendesigns werden grundsätzlich als nicht ausreichend abgelehnt.

Zur Geschichte der Homöopathie

Die Homöopathie hat sich vor 220 Jahren in zwei Hauptrichtungen gespalten. Die Mitstreiter Samuel Hahnemanns, des Begründers der Homöopathie, sahen sich als »klassische Homöopathen«. Sie vertraten eine ganzheitliche Sichtweise, bei der die Wahl des Arzneimittels unter Berücksichtigung der Gesamtpersönlichkeit erfolgte. Bis heute ist die klassische Homöopathie der Meinung, auch chronische Leiden heilen zu können, und vertraut der Wirkung sogenannter Hochpotenzen, in denen kein Molekül der Ausgangssubstanz nachweisbar ist. Die homöopathische Fallaufnahme gleicht einer psychoanalytischen Fallaufnahme, sodass eher von psychotherapeutischen Effekten als von Arzneimittelwirkungen ausgegangen werden sollte.

Die andere Richtung der Homöopathie achtet vor allem auf körperliche Symptome und vergleicht diese mit denen der Arzneimittellehre. Diese sogenannte naturwissenschaftlich-kritische Homöopathie beschränkt sich auf die Behandlung mit Arzneimitteln, in denen die Wirkstoffe nachweisbar sind. Mit dem Arzneimittel sollen nicht die Krankheitssymptome unterdrückt, sondern die körpereigenen Ressourcen stimuliert werden.

Diese wichtigen Unterschiede bleiben in der Diskussion um den Nutzen homöopathischer Arzneimittel leider völlig unberücksichtigt. In den nachfolgenden Therapieempfehlungen werden einige bewährte (naturwissenschaftlich-kritische) homöopathische Arzneimittel für die begleitende Behandlung der atopischen Dermatitis beziehungsweise Neurodermitis empfohlen. Die klassisch-homöopathische Behandlung kann im Rahmen dieses Buches nicht erläutert werden. Richtig durchgeführt, kann sie bei neurodermitiskranken Erwachsenen als begleitende Behandlung durchaus hilfreich sein. Bitte beachten Sie die Hinweise auf die entsprechende homöopathische Fachliteratur am Ende des Literaturverzeichnisses im Anhang [65, 66, 67, 68, 69].

Achtung: *Die nachfolgend aufgeführten Arzneimittel sollten in der angegebenen Potenz in sechs- bis zwölfstündigen Abständen (drei bis fünf Globuli oder Tropfen) gegeben werden. Bei erkennbarer Besserung sollte das Arzneimittel sofort abgesetzt werden.*

Sulphur D 6–12

Haut trocken, spröde, rissig. Hautausschläge trocken, Neigung zu Eiterung, schmutziges Aussehen der Haut. Heftiger Juckreiz, fleckige Rötung ohne charakteristische Lokalisation.
Verschlechterung: Bettwärme, Waschen, wollene Kleidung, Schwitzen.
Verbesserung: Kälte lindert Juckreiz.
Allgemeines: Unangenehmer Körpergeruch, Abneigung gegen Waschen und Baden. Patient streckt Füße wegen Hitze aus dem Bett. Nach unterdrückten Hautausschlägen. Robuste, gut durchblutete, lebhafte Kinder.

Antimonium crudum D 4

Bläschenbildende, stark juckende Effloreszenzen mit honigartigen Absonderungen. Feuchte Hautausschläge hinter dem Ohr. Große, krustige und übel riechende Hautausschläge. Eines der Hauptmittel bei Impetigo. Im Erwachsenenalter dicke, aufgesprungene Haut und Neigung zur Warzenbildung.
Lokalisation: Vor allem im Gesicht, hinter den Ohren.
Verschlechterung: Hitze, Sonne, Zuwendung, Berühren, Wasseranwendungen.
Verbesserung: Zitrusfrüchte oder säurehaltige Nahrungsmittel.
Allgemeines: Patienten im Kindesalter reizbar und mürrisch, möchten weder angesehen noch angefasst werden. Warmblütig, weich, adipös.

Mezereum D 4

Stark juckendes, nässendes Ekzem mit rascher, gelblicher Krustenbildung. Rissige Haut, die an getrockneten Schlamm erinnert; auch Bläschenbildung (evtl. von rotem Hof umgeben). Scharfes, wundfressendes Sekret; Eiterbildung (Impetigo).
Lokalisation: Kopfhaut (Ausschlag mit dicken, weißen Flocken und Eiter unter den Borken), Gesicht (vor allem Augenbrauen und um die Augen herum), Handrücken.
Verschlechterung: Waschen, Hitze und Bettwärme, Berührung.
Verbesserung: Kalte Luft (trotz allgemeiner Frostigkeit).
Allgemeines: Ängstliche und bedrückt erscheinende Kinder.

Oleander D 4

Juckendes und nässendes Ekzem; große Borken an der Kopfhaut, die nässen, wenn man sie abhebt; Impetigo.
Lokalisation: Vor allem im Kopfbereich an der Haargrenze, hinter den Ohren und auch im Gehörgang.

Verschlechterung: Durch saures Obst, vor allem Zitrusfrüchte, Wetterwechsel.

Viola tricolor D 4

Nässendes Ekzem mit reichlicher, eitriger Absonderung (insbesondere an den Wangen).
Lokalisation: Behaarter Kopf, Wangen, Einrisse der Ohrläppchen.
Allgemeines: Scharf riechender Urin (»Katzenurin«), verfilzte Haare.

Graphites D 6

Harte, dicke, trockene Haut, die durch Kälte rissig wird. Ekzeme erst übel riechend, nässend mit gelblich färbendem und klebrigem Sekret (wie Honig), später dann trocken-krustig, evtl. mit Rissen oder mit dicken weißlichen Schuppen. Verdickte, grobe Haut. Schwielen, Schrunden an den Haut-Schleimhaut-Übergängen. Auch bei Impetigo.
Lokalisation: Hinter den Ohren, behaarter Kopf, Gelenkbeugen, Lider.
Verschlechterung: Kälte (sehr frostige Menschen); Bettwärme.
Allgemeines: Lymphknotenschwellungen, Asthma im Wechsel mit Neurodermitis, Neigung zu Verstopfung. Blasse, übergewichtige Kinder. Bedrückte, langsam denkende, entschlussunfähige, einfach strukturierte Menschen. Unter Belastung schreckhaft, ärgerlich und reizbar.

Petroleum D 6

Meist sehr trockenes Ekzem mit Schrunden, seltener nässendes und borkenbildendes Ekzem bei Eiterung. Kleine aufbrechende Blasen, wo sich anschließend Krusten bilden.

Lokalisation: Schmerzhafte Risse an den Fingerspitzen. Ekzeme auch an Schleimhäuten und Hautfalten, hinter den Ohren, am Gesäß.
Verschlechterung: Winter, kaltes Wasser; tagsüber.
Allgemeines: Patienten sind hungrig zwischen den Mahlzeiten.

DAS ASTHMA BRONCHIALE

ALLGEMEINES

Die Bezeichnung »Asthma« leitet sich aus dem Griechischen ab und bedeutet »Keuchen«. Tatsächlich unterscheidet sich das Asthma von anderen mit Atembehinderung einhergehenden Erkrankungen durch die hörbar behinderte *Ausatmung*. (Beim Pseudokrupp ist beispielsweise die Einatmung behindert.) Das Asthma kann sich aber auch durch lange andauernde *Hustenanfälle* äußern, die auf schleimlösende Medikamente oder »Hustenblocker« keine Besserung zeigen. Auch vorwiegend nächtliches Husten oder Reizhustenanfälle im Liegen können auf ein beginnendes Asthma hinweisen.

Wenn ein Kind in Abständen von mehr als zwei Monaten mit Unterbrechungen immer wieder Husten und leichte Atemnot entwickelt, geht die AWMF-Leitlinie bereits von einem Asthma bronchiale der Stufe I aus. Vergleichbar mit der atopischen Dermatitis wird die Definition bewusst breit gefasst. So gelten praktisch für alle Infekte der unteren Atemwege, die mit einer leichten vorübergehenden Atembehinderung einhergehen, die medikamentösen Leitlinienempfehlungen [29].

Häufigkeit

Definitionsgemäß ist das Asthma bronchiale eine chronisch entzündliche Erkrankung der Atemwege. Bei Kontakt mit verschiedenen Risikofaktoren kommt es zu einer überempfindlichen Reaktion mit Schleimhautentzündung, vermehrter Schleimbildung und Verengung der Bronchien. Das Asthma bronchiale ist die häufigste chronische Krankheit im Kindesalter, etwa jedes vierte Kind leidet zeitweise an asthmaähnlichen Beschwerden, und etwa zehn Prozent aller Kinder entwickeln dauerhaft Asthma. Am häufigsten tritt Asthma zwischen dem vierten und fünften Lebensjahr auf. Wie bei der atopischen Dermatitis spricht ein früher Beginn im ersten oder zweiten Lebensjahr für einen schweren Verlauf im Erwachsenenalter. Das Asthma sollte also möglichst frühzeitig erkannt und behandelt werden.

Auslöser und Verlaufsformen

Die sogenannte *bronchiale Hyperreagibilität*, vergleichbar mit der subakuten, leichten AD, kann man als eine an sich harmlose, vorübergehende Äußerung einer beginnenden atopischen Veranlagung betrachten. Ebenso wenig sollten die im frühen Kindesalter gelegentlich auftretenden sogenannten *obstruktiven Bronchitiden* vorschnell als Asthma bronchiale bezeichnet werden. Eltern verknüpfen mit dieser Diagnosestellung sofort die Vorstellung von einer lebenslangen bedrohlichen Krankheit. Diese Ängste führen womöglich zu einer überprotektiven Erziehung, mit der die beginnende atopische Veranlagung verstärkt wird.

80 bis 90 Prozent der betroffenen Kinder leiden unter einem gemischtförmigen Asthma, das durch Virusinfekte *und* Allergien ausgelöst wird. Jeweils fünf bis zehn Prozent haben ein rein allergisches beziehungsweise ein rein nicht allergisches Asthma. Auch thermische Reize, chemische Dämpfe, körperliche Anstrengung und psychische Erregung können Asthmaanfälle auslösen, bakterielle Infektionen hingegen selten.

Risikofaktoren und Früherkennung

Wie bei den anderen Erkrankungen des atopischen Formenkreises ist die familiäre Veranlagung ein starker Risikofaktor. Je mehr Familienmitglieder betroffen sind, desto höher ist das Risiko des Kindes.

In den letzten Jahren haben Mediziner versucht, verschiedene Merkmale zusammenzufassen, die mit hinreichender Sicherheit die Diagnose Asthma erlauben. Neben der Häufigkeit der asthmaähnlichen Episoden wurde berücksichtigt, dass Asthma bei Kindern oft mit Allergien oder zumindest einer genetischen atopischen Belastung einhergeht. Hieraus wurde ein Index entwickelt, der relativ sicher eine Diagnose oder ihren Ausschluss ermöglicht. Es zeigte sich, dass mehr als 76 Prozent der dreijährigen Kinder mit positivem Index im Alter von sechs bis 13 Jahren Asthma entwickelten. 95 Prozent der Kinder mit negativem Index hatten keine Symptome im Schulalter.

Tabelle 8: Der Asthma-Index (Modified Asthma Predidictive Index)

Hauptkriterien	Nebenkriterien
Asthma bei den Eltern	*Allergische Rhinitis*
Atopische Dermatitis	*Obstruktion ohne Erkältung*
Nachweis aerogener Allergene	*Eosinophilie*
	Nahrungsmittelallergie

PSYCHOSOMATISCHE ASPEKTE

Das Asthma bronchiale entwickelt sich schon bei relativ wenig erhöhten SPS-Werten. Diese hochgradige Empfindlichkeit der Atmung bei psychischer Erregung ist für Asthmakranke charakteristisch. Jeder kennt den reflexartigen Griff nach dem »Asthmaspray« wenn sich der Asthmatiker aufregt. Die reflexartige Atembehinderung bei Erregung entwickelt sich normalerweise erst im Kindergartenalter. Die Eltern-Kind-Interaktion hat also eine andere Bedeutung. Personen mit SPS neigen zu anhaltend engen und starken Bindungen, insbesondere zu ihren Kindern. Entwickelt sich diese Bindung nicht gemäß dem Alter, kommt es mitunter in den darauffolgenden Entwicklungsphasen zu fortschreitend tiefer gehenden Störungen. Dass die Probleme mit den Entwicklungsphasen – wie der Schwangerschaft, Stillperiode, dem Neugeborenen- und Säuglingsalter, dem Trotzalter und der Pubertät – zunehmen, liegt an der damit verbundenen, naturgemäß erhöhten Sensibilität. In diesen Phasen kommt es leichter zu Überreizung, die spezifische Störungen der Entwicklung zur Folge hat und sich meistens auch körperlich altersentsprechend äußert, beispielsweise als Seborrhoische Dermatitis und atopische Dermatitis im Säuglingsalter oder Akne in der Pubertät.

Die beginnende Persönlichkeitsentwicklung des Kindes

Im zweiten bis vierten Lebensjahr findet eine entscheidende Weichenstellung für die Persönlichkeitsentwicklung statt. Es kommt zu einem spannungsvollen Zustand zwischen Hingabe und Zurückhaltung. Das Kind entdeckt sich als eigenständiges Wesen. Es erlernt Kontrolle, entwickelt ein Gespür für Ordnung und Sauberkeit, will sich selbst behaupten und erlebt das Gefühl von Machtausübung. Während dieser Phase wachsen nicht nur sein Selbstvertrauen und sein Autonomiestreben, sondern auch seine Fähigkeit, Regeln zu akzeptieren. Die umgangssprachliche Beschreibung »Trotzalter« für diese Entwicklungsstufe weist auf die Probleme hin, die viele Eltern mit ihren Kindern haben, wenn diese beginnen, selbst zu entscheiden und ihren Aktionsradius auszudehnen.

Noch vor 50 Jahren wurde diese Widersetzlichkeit früh und oft mit körperlicher Züchtigung, Arrest und unsinnigen Strafarbeiten überwunden. Mittlerweile diktiert die Sorge um die Zukunft der Kinder das Erziehungsverhalten vieler Eltern. Angesichts der erhöhten Anforderungen, die die globalisierte Welt an die Menschen stellt, sorgen sie sich mehr denn je um die Zukunftschancen ihrer Kinder und sind bereit, alles nur Denkbare zu tun, um ihnen die besten Voraussetzungen mit auf den Weg zu geben. Die Einflussnahme der Eltern wird mit fortschreitendem Alter des Kindes subtiler, sie muss nicht unmittelbar geschehen. Die Aufgabe, das verwöhnte Kind auf das reale Leben vorzubereiten, fällt dann in die Zuständigkeit der Erzieherinnen oder Lehrer.

Immer häufiger berichten Lehrer von der ständigen Kontrolle, den nicht enden wollenden Vorschlägen der Mütter und dem zunehmenden Druck, dem sie sich ausgesetzt sehen. Wenn es den Eltern gelingt, ihre Wünsche und Absichten auf den Kindergarten und die Schule zu übertragen, findet der Eltern-Kind-Konflikt auf tückische Weise seine Fortsetzung. Das Kind sieht sich in der Pflicht, die unausgesprochenen Erwartungen der Eltern zu erfüllen. Es fühlt sich für ihr Glück und ihre Zufriedenheit verantwortlich. Selbst so mancher Oberstufenschüler akzeptiert die Dominanz der Mutter und leidet unbewusst an der Unfähigkeit, sich gegen ihre wohlgemeinten Ratschläge durchzusetzen.

Wenn die fortgesetzte Überfürsorglichkeit der Eltern, insbesondere der Mutter, nicht aufhört, kann eine atopische Dermatitis in eine chronische Verlaufsform übergehen, oder es kommt zum »Etagenwechsel«. Die Überempfindlichkeit der Haut verlagert sich nach innen auf die Schleimhäute, es entwickeln sich das Asthma bronchiale und/oder Heuschnupfen.

Experten warnen vor den Folgen der Überbehütung

Immer häufiger warnen vor allem Psychoanalytiker vor der Überversorgung von Kindern. Eine Mutter, die von Geburt an die perfekte Harmonie mit ihrem Kind anstrebt, neigt dazu, ihrem Kind alle Wünsche zu erfüllen, noch bevor es sie überhaupt äußern kann. Ein solches übertrieben entgegenkommendes Verhalten verpflichtet und behindert das Kind in seiner Entwicklung. Und wer nie kleinere Frustrationserlebnisse hat, dem wird auch die Chance genommen zu lernen.

Thure von Uexküll beschreibt in seinem Lehrbuch »Psychosomatische Medizin« ausführlich die Psychosomatik des kindlichen Asthma bronchiale. Die Mutter biete demnach »eine exklusive Beziehung mit großem Einfühlungsvermögen und übersteigerter Fähigkeit zu affektiver Einstimmung an, die einen überbehütenden Charakter besitzt. Befriedigung soll nur im Kontakt mit ihr erlangt werden können. Progressive Tendenzen werden so blockiert. Es erfolgt eine Verwöhnung durch übermäßige narzisstische Befriedigung, welche die Individuation und Autonomieentwicklung behindert. Die Mütter dieser Kinder haben eine Tendenz, in der primären Mütterlichkeit zu verharren, und besetzen ihre Identität als Partnerin des Mannes kaum mehr. Sie behalten ihr Kind auf dem Niveau eines Babys [31].«

2005 befragten Ihle et al. 707 durchschnittlich 20-jährige Studienanfänger. 6,2 Prozent litten unter depressiven Störungen, 5,2 Prozent unter Angst- und 6,9 Prozent unter Essstörungen. Alle führten ihre Probleme auf die elterliche Erziehung zurück [32].

Die Familien erscheinen oft als »überkompensiert«

Oft fällt es schwer, die Eltern als einen Teil der Ursache der Krankheit zu erkennen. Die Familien vermitteln Außenstehenden nicht den Eindruck von Normalität, sondern von »Übernormalität«, der absoluten sozialen Stabilität und Harmonie. Die Eltern sind mehrheitlich besser gebildete Angehörige der gehobenen Mittelschicht, freundlich, offen und interessiert. Sie verfügen über viele Talente und positive Charaktereigenschaften wie Empfindsamkeit, Einfühlungsvermögen, soziale Verantwortlichkeit, Beobachtungsgabe, Fantasie und Kreativität. Sie gelten als liebevolle Menschen, die niemandem etwas zuleide tun können. Sie erwecken auch nicht den Eindruck, von ihren Ängsten um das asthmakranke Kind überwältigt zu sein und ihm zu viel Aufmerksamkeit zu schenken. Sie lassen sich anscheinend weniger von ihren Gefühlen als vielmehr von rationalen Erklärungen leiten, legen großen Wert auf Genauigkeit, vorausschauende Planung und Kontrolle. Die Befragungen ergeben keinerlei Hinweise auf soziale Konflikte oder Erziehungsprobleme.

Man erkennt selbst auf den zweiten oder dritten Blick keine Ursache für die Erkrankung des Kindes. So hatten auch die Forschungsgesellschaften trotz mehrfacher wissenschaftlicher »Durchleuchtung« der Eltern und ihrer asthmakranken Kinder nie einen psychischen Makel entdeckt, den man für die Entwicklung des Asthmas hätte verantwortlich machen können.

Man muss viele dieser Familien betreut haben, um deren Probleme zu verstehen. Sie sprechen ungern über Gefühle und verstehen es gut, ihre Empfindlichkeit, Erregbarkeit und ihre geringe Frustrationstoleranz zu verbergen. Soziale Beziehungen sind für sie Ausdruck ihres Wunsches nach Sicherheit und Stabilität. Konflikte werden niemals nach außen getragen.

Beeindruckt vom makellosen Vorbild ihrer Eltern, zeigen die Kinder früh einen auffälligen Hang zu Disziplin, Pünktlichkeit, Zuverlässigkeit, Fleiß, Reinlichkeit und Ordnungsliebe. Vor allem die Mütter schaffen eine symbiotische Abhängigkeit, der sich die Kinder nicht entziehen können. Es entwickelt sich ein Ambivalenzkonflikt zwischen dem altersentsprechenden Wunsch nach freier Entfaltung ihrer Persönlichkeit und der Sorge, den Erwartungen der Eltern nicht gerecht zu werden. Die Kinder akzeptieren die Dominanz der Eltern und leiden unbewusst unter der Unfähigkeit, sich gegen deren wohlgemeinte Ratschläge durchzusetzen.

Wie können Eltern ihren Kindern helfen?

2018 untersuchte ein Forscherteam aus Hongkong, inwieweit sich das Verhalten der Eltern asthmakranker Kinder durch die sogenannte Commitment-Therapie (ACT) beeinflussen lässt und wie sich dies auf die Gesundheit der Kinder auswirkt. Ziel des verhaltenstherapeutischen ACT-Verfahrens ist es, die psychische Flexibilität der Eltern zu verbessern. Sie sollen darin bestärkt werden, Vermeidungsverhalten aufzugeben und entschlossener zu handeln.

An der Studie nahmen 168 Eltern-Kind-Paare teil. Die Kinder waren zwischen drei und zwölf Jahre alt und wurden wegen ihres Asthmas ambulant behandelt. Das Team um Yuen-yu Chong von der Hong Kong Polytechnic University stellte zwei Eltern-Kind-Gruppen gegenüber: Die Eltern der einen Gruppe erhielten eine zweistündige Asthmaunterweisung, in der sie in der Überwachung der Symptome, im Einsatz von Medikamenten und im Umgang mit Asthmaanfällen geschult wurden. Diese ACT-Gruppe wurde zusätzlich im Rahmen von vier jeweils zweistündigen Gruppensitzungen dazu angehalten, sich über ihre Emotionen bezüglich der Erkrankung ihres Kindes klar zu werden und zu reflektieren, inwieweit sie durch ihr eigenes Stressverhalten noch mehr Stress erzeugten.

Die Studie untersuchte nach sechs Monaten die Zahl der asthmabedingten Besuche in der Notaufnahme. Die Eltern der ACT-Gruppe hatten diese weitaus seltener aufgesucht als die der Kontrollgruppe. Auch niedergelassene Ärzte wurden seltener bemüht. Die Kinder der ACT-Gruppe hatten sowohl tagsüber als auch nachts signifikant weniger Asthmasymptome. Ihre Eltern berichteten ein halbes Jahr nach Abschluss der Sitzungen, weniger von Schuldgefühlen, Ängsten, Ärger und Sorgen geplagt gewesen zu sein. Stresssymptome hätten deutlich abgenommen, was zu einer deutlich verbesserten Lebensqualität geführt habe [33].

Die Forschergruppe in Hongkong hatte zum Zeitpunkt ihrer Studie noch keine Kenntnis von der deutschen Untersuchung, die den Nachweis des Zusammenhangs zwischen dem Verhalten atopisch veranlagter Eltern und den Krankheiten ihrer Kinder erbracht hatte. Die Annahme, die der Hongkonger Studie zugrunde lag, dass die Eltern asthmakranker Kinder zum Dramatisieren und zum Überbehüten neigen, beruhte auf klinischer Erfahrung und Literaturrecherchen. Aus den Ergebnissen dieser Untersuchung lässt sich ableiten, dass man das Verhalten von erhöht sensiblen Eltern mit modernen verhaltenstherapeutischen Verfahren so günstig beeinflussen kann, dass sich die Krankheitssymptome ihrer Kinder bessern.

Im Gegensatz zum therapeutischen Aufwand bei der atopischen Dermatitis können die ursächlichen Eltern-Kind-Konflikte beim kindlichen Asthma bronchiale mit deutlich geringerem zeitlichen Aufwand behoben werden.

Eltern sollten ihre eigenen Motive hinterfragen

Jahrzehntelange Beobachtungen und Untersuchungen haben immer wieder gezeigt, dass Eltern asthmakranker Kinder häufig unbewusst zur Entwicklung der Krankheit beitragen. Inzwischen wissen wir, dass das Verhalten der Eltern oft in ihrer eigenen Vorgeschichte begründet ist. Ein großer Teil der Eltern berichtet von Kindheitserlebnissen, die sie und die Entwicklung ihrer Ziel- und Wertvorstellungen geprägt haben. Mehrheitlich handelt es sich dabei um Konflikte mit den eigenen Eltern. »Trau keinem über dreißig!«, lautete eine Redewendung der Kinder und Jugendlichen in den Siebzigerjahren. Als Erwachsene nahmen sie sich vor, alles besser machen zu wollen. Ihre Kinder sollten glücklicher aufwachsen und sie in guter Erinnerung bewahren. Durch das Verhalten ihrer Eltern sensibilisiert, waren für sie soziale Stabilität und Harmonie das Wichtigste im Leben.

Andere Eltern, vor allem Mütter, berichten von zuverlässigen und fleißigen Eltern, die sich für ihre Kinder aufopferten, für sie da waren und alles für sie taten, solange sie sich deren Regeln, meistens denen des Vaters, fügten. Sie wurden für Werte sensibilisiert und zu einem Verhalten erzogen, das eine lange familiäre Tradition hatte. In einer Welt der scheinbar grenzenlosen Beliebigkeit sehen sich diese Eltern heute in ihrer Werteordnung bestätigt. Sie müssen sich nicht erst auf Bewährtes besinnen, sondern verhalten sich so, wie sie es erlernt haben und als richtig empfinden.

Ob sie nun ihre eigenen negativen Erfahrungen kompensieren wollen oder an erlernten Gewohnheiten festhalten, haben Eltern naturgemäß Schwierigkeiten zu verstehen, dass sie ihrem Kind mit zu viel Aufmerksamkeit und liebevoller Zuwendung schaden können. Es ist wichtig, diesen Eltern klarzumachen, dass sie nicht schuld an ihrem Verhalten sind, sondern dass auch sie durch die Gesellschaft geprägt wurden, in der sie aufgewachsen sind. Es gehört mit zu den größten therapeutischen Herausforderungen, Erwachsenen bei der Überwindung frühkindlicher Prägungen und der Kontrolle ihrer Wahrnehmungsverarbeitung zu helfen.

Mit modernen Verfahren der *kognitiven Verhaltenstherapie* gelingt das in erstaunlich kurzer Zeit. Das Hauptproblem besteht derzeit in der Akzeptanz der klinischen Bedeutsamkeit der SPS.

Akzeptanz des »Hier und Jetzt«

Ein bedeutsamer Faktor ist die familiäre Veranlagung zur Atopie. Besteht eine weit zurückreichende Veranlagung für die Entwicklung eines Asthma bronchiale, ist zunächst die Akzeptanz dieser Tatsache wichtig. Das heißt nicht, dass Betroffene sich mit ihrem Schicksal abfinden sollen, sondern dass man in diesem Fall von einem fortgeschrittenen Stadium der Atopie und des Asthmas ausgehen muss, bei dem zunächst die medizinische Behandlung im Vordergrund stehen sollte, die auf keinen Fall der psychotherapeutischen Behandlung untergeordnet werden darf. Die sichere Beherrschung des Asthmas hat absolute Priorität. Sollten verhaltenstherapeutische Maßnahmen zu nachhaltiger Besserung der Asthmasymptomatik führen, wie es die Studie von Yuen-yu Chong von der Hong Kong Polytechnic University ergeben hat, kann die medikamentöse Behandlung angepasst, d. h. reduziert werden.

Damit Eltern die notwendige stadiengerechte medikamentöse Behandlung verstehen und akzeptieren können, sind zunächst einige Grundkenntnisse über den Aufbau und die Funktion der Atmungsorgane erforderlich.

DER ATEMAPPARAT

Die selbstständige, eigenverantwortliche Versorgung eines asthmakranken Kindes durch seine Eltern setzt Kenntnisse des Aufbaus und der Funktion der Atemwege voraus und ist Teil des Behandlungskonzepts. Nur so werden die notwendigen Behandlungsmethoden und die Wirkungsweise der Medikamente verständlich.

DAS ASTHMA BRONCHIALE

Den Atemapparat beziehungsweise die Atemwege unterteilt man in die oberen und unteren Atemwege. Den Übergang bildet der Kehlkopf (Larynx). Diese Unterscheidung ist therapeutisch bedeutsam. Man sollte wie bei der AD nur dann unterstützend eingreifen, wenn es das betreffende Organ allein nicht schafft. Die genauere Betrachtung der Atemwege zeigt, dass die beteiligten Organe durchaus in der Lage sind, sich selbst zu helfen.

Tabelle 9

Obere Atemwege	Nasenhöhlen und oberer und mittlerer Teil des Rachens
Übergang	Kehlkopf
Unter Atemwege	Luftröhre (Trachea), Hauptbronchien, Bronchialbaum und Lungenbläschen (Alveolen)

DER ATEMAPPARAT

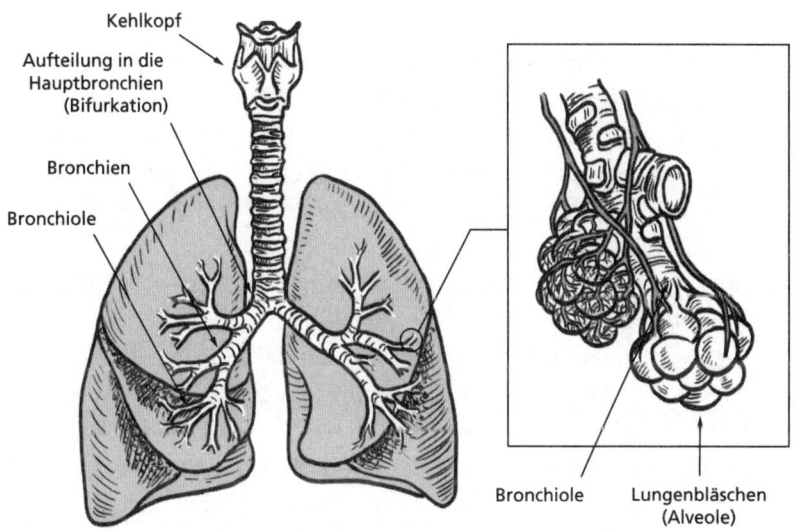

Die beiden *Hauptbronchien* teilen sich in der Lungenwurzel in die beiden *Lungenflügel*. Diese wiederum teilen sich rechts in drei und links in nur zwei *Lappenbronchien*, weil dort das Herz liegt. Aus den Lappenbronchien gehen die *Segmentbronchien* hervor, die sich in immer feinere Äste, die *Bronchiolen*, aufteilen.

Die Bronchien sind von ringförmig angeordneten Muskelfasern umgeben, der Bronchialmuskulatur, die Innenseite ist von Schleimhaut bedeckt. Diese Schleimhaut ist mit Flimmerhärchen versehen, die für die Reinigung der Atemwege bedeutsam sind.

Die *Bronchiolen* gehen in die *Lungenbläschen* (Alveolen) über. Sie haben einen Durchmesser von 0,06 bis 0,2 Millimetern. Ihre Anzahl liegt zwischen 300 und 750 Millionen. Sie bestehen aus einer dünnen Membran, über die der Gasaustausch abläuft. Die Oberfläche der Lungenbläschen beträgt 100 bis 200 Quadratmeter. Zwischen den Alveolen liegen die Blutgefäße, die Sauerstoff aufnehmen und Kohlenstoffdioxid sowie Stickstoff in die Lungenbläschen abgeben.

Die Atemmechanik

Atmen ist ein selbstverständlicher, unbewusster und lebensnotwendiger Vorgang. Die Innenflächen des Brustkorbes sind mit dem Rippenfell (Pleura parietalis) ausgekleidet, während das Lungenfell (Pleura visceralis) das Lungengewebe umhüllt. Dazwischen liegt der Pleuraspalt. Er ist mit einer dünnen Flüssigkeit gefüllt. Vergrößert sich der Brustraum, entsteht ein Unterdruck im Pleuraspalt, die Lungenflügel folgen der Ausweitung des Raumes, und Luft wird in die Lunge eingesogen. Beim Ausatmen verkleinert sich der Brustraum durch die Erschlaffung der Atemmuskulatur, und die Lunge presst die CO_2-angereicherte Luft heraus.

Die Atembewegungen werden vom Atemzentrum im verlängerten Rückenmark unwillkürlich gesteuert. Hoher CO_2-Gehalt führt zur vertieften Atmung, niedriger CO_2-Gehalt verlangsamt.

Der selbstständige Atemrhythmus kann beispielsweise beim Sport auch willentlich beeinflusst werden. Die Atemmotorik besitzt damit also eine »Doppelansteuerbarkeit«.

Schutzfunktionen der Atemwege

Die oberen und unteren Atemwege haben Schutzfunktionen, die uns vor Erkrankungen bewahren, wenn wir es nur zulassen. Die kalte Atemluft wird auf dem Weg zur Lunge erwärmt. Fremdsubstanzen werden in der Nase durch Niesen, im Kehlkopf durch Räuspern und in der Lunge durch reflektorisches Husten nach draußen befördert. Eingedrungene Keime führen zur Entzündung, d. h. zum Aufmarsch der abwehrbereiten Antikörper und zur Schleimbildung. Die Keime werden attackiert und mit dem Schleim abgehustet. Der Anstieg der Körpertemperatur unterstützt den Abwehrvorgang, weil sich die meisten Keime, die nicht zur Normalflora der Atemwege gehören, schon ab 38 bis 38,5 Grad Celsius nicht mehr vermehren können.

Bislang ging die Lungenheilkunde von der Keimfreiheit der Lunge aus. Wie komplex das Keimspektrum in den Atemwegen ist, hat auch ein Forscherteam um Markus Hilty vom Institut für Infektionskrankheiten der Universität Bern mit seinen wissenschaftlichen Arbeiten belegt. Demnach ist die Atemwegsschleimhaut mit Hunderten verschiedener Bakterienarten besiedelt. Dabei lässt sich nachweisen, dass sich die Keimarten in den einzelnen Etagen, zum Beispiel im Vergleich von Nase und Bronchien, unterscheiden. Das Spektrum verändert sich durch überstandene Infektionen, aber auch im negativen Sinn mit erfolgter Antibiotikatherapie oder infolge von Impfungen: Antibiotische Behandlungen verändern die Bakterienlandschaft in den Atemwegen nachhaltig. Außerdem hat sich gezeigt, dass nach Pneumokokken-Impfungen an die Stelle der Pneumokokken-Arten, gegen welche die Impfung schützt, andere Erreger treten. Sie besetzen offenbar die frei gewordenen Nischen der bekämpften Pneumokokken.

DIE DIAGNOSTIK DES ASTHMA BRONCHIALE

Das kindliche Asthma bronchiale ist im Gegensatz zur atopischen Dermatitis viel schwieriger zu erkennen. Im kritischen Kindergartenalter erleiden deutsche Kinder inzwischen im Jahresdurchschnitt 15 Infekte der oberen und unteren Atemwege. Manche verlaufen auch obstruktiv, d. h. mit behinderter Atmung. Der wichtige Unterschied zum Asthma besteht darin, dass bei diesem die Hauptbeschwerden durch die *behinderte Ausatmung und die damit einhergehende Überblähung der Lunge* entstehen. Dagegen verursacht die normale Bronchitis hörbare Geräusche bei der Einatmung. Bei der obstruktiven Bronchitis hört man pfeifende Atemgeräusche bei der Ein- *und* Ausatmung. Auch beim Pseudokrupp ist nur die Einatmung im Bereich des Kehlkopfes gestört.

Die Symptome des beginnenden Asthma bronchiale sind wie bei der subakuten atopischen Dermatitis meistens sehr flüchtig. In der Regel leiden die Kinder zunächst an einer bronchialen Hyperreagibilität, die sich als gelegentliche obstruktive Bronchitiden ihren Weg bahnt. Die Häufung und die Heftigkeit dieser Episoden können auf ein beginnendes Asthma bronchiale hindeuten. Das Tückische daran ist, dass die Eltern, durch den nächtlichen Dauerhusten des Kindes geweckt, deutlich pfeifende Atemgeräusche hören, die in der kinderärztlichen Sprechstunde am Morgen nicht mehr zu vernehmen sind. Die ambulanten Untersuchungen sind Momentaufnahmen, die einen Anfangsverdacht oft weder bestätigen noch widerlegen können. Der Arzt ist auf die möglichst genaue und zuverlässige Beschreibung der Eltern angewiesen. Die Erhebung der Anamnese ist der erste und wichtigste Schritt in der Diagnostik. Vor allem bei Kleinkindern, die selbst keine Auskunft geben können und bei denen keine Lungenfunktionsdiagnostik möglich ist, sollte nicht zu schnell über eine mehrtägige Behandlung entschieden werden. Die medizinische Überversorgung ist mindestens genauso folgenschwer für das Kind wie die ungenügende Behandlung. Die wiederholte Verlaufsdiagnostik ist insofern oft unverzichtbar (siehe Verlaufsprotokoll im Anhang).

Die Lungenfunktionsprüfung

Ab dem sechsten Lebensjahr ist in der Regel eine Lungenfunktionsprüfung sinnvoll. Hierbei muss zunächst gleichmäßig und unangestrengt über ein Mundstück geatmet werden. Danach wird der Patient aufgefordert, tief Luft zu holen und dann so kräftig und so lange wie möglich auszuatmen. Gemessen wird der Luftstrom und somit das Fassungsvermögen der Lunge. Die Normwerte sind, abhängig von Geschlecht, Körpergröße und Alter des Patienten, sehr verschieden.

Folgende Werte können u. a. mit den verschiedenen Messverfahren beim Lungenfunktionstest erfasst werden und sind mitentscheidend bei der Bestimmung des Asthma-Schweregrades: Vitalkapazität (VC): Volumenunterschied zwischen tiefstmöglicher Einatmung und stärkster Ausatmung; Peak expiratory flow (PEF): maximale Stärke des Luftstroms bei forcierter Ausatmung; Einsekundenkapazität (FEV1): Atemvolumen, das der Patient nach Einatmung mit voller Kraft innerhalb der ersten Sekunde ausatmen kann; Tiffenau-Index: Verhältnis von Einsekundenkapazität zu Vitalkapazität; Mean expiratory flow (MEF): mittlere Stärke

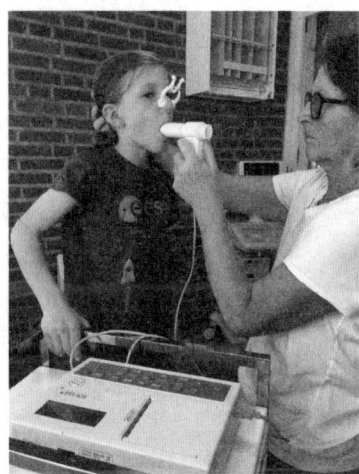

Abbildung 29:
Lungenfunktionsprüfung

des Atemstroms, wenn sich noch eine bestimmte definierte Prozentmenge der Vitalkapazität in der Lunge befindet.

Die Peak-Flow-Messung

Die Angst vieler Familien vor täglich drohenden Asthmaanfällen stellt eine erhebliche Beeinträchtigung ihrer Lebensqualität dar. Um ein sich entwickelndes Asthma bronchiale rechtzeitig zu erkennen und die optimal angepasste Behandlung einleiten zu können, gibt es eine einfache Methode, die Lungenfunktion zu Hause zu messen: das Peak-Flow-Meter. Dieses Gerät ermöglicht eine Beurteilung der Lungenfunktion über einen längeren Zeitraum unter den Bedingungen des Alltags. Auch diese apparative Untersuchungsmethode ist normalerweise erst ab dem sechsten Lebensjahr möglich.

DIE PEAK-FLOW-MESSUNG

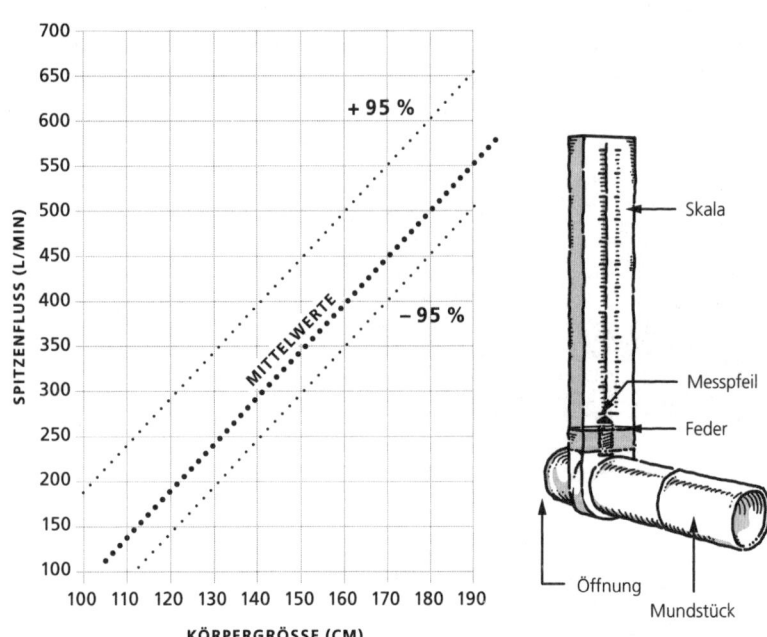

Das Peak-Flow-Meter (englisch: »Atemspitzenstoß«) misst die Kraft der Ausatmung, die beim Asthma bronchiale verringert ist. Mit diesem Gerät kann also früh eine Verschlechterung der Atmung festgestellt werden, auch wenn noch kaum körperliche Einschränkungen wahrgenommen werden. Es gibt Tabellen mit altersentsprechenden Normwerten und einem Toleranzbereich, weil der Atemstoß auch tageszeitabhängig schwankt. Die Peak-Flow-Werte müssen stets zusammen mit der jeweiligen Situation, dem subjektiven Befinden des Patienten und den typischen Symptomen sowie der aktuellen Medikation bewertet werden.

Das Abhören der Lunge

Säuglinge und Kleinkinder können mit den oben beschriebenen Methoden nicht untersucht werden. Bei dieser Altersgruppe weisen der Allgemeinzustand, die Einziehungen der Zwischenrippenräume und der der Kehlkopfgrube auf eine akute Atembehinderung hin. Sehr viel früher, lange bevor diese Anzeichen auftreten, kann die subakute, d. h. beginnende Atembehinderung, bereits durch das Abhören der Lunge mit einem einfachen Stethoskop erkannt werden.

Jeder kann das Abhören der Lunge lernen

Eltern von Kindern mit Atemwegserkrankungen sollten deshalb grundsätzlich das Abhören der Lunge erlernen. Ein einfaches Stethoskop bekommt man in jeder Apotheke für weniger als zehn Euro. Hilfsweise legt man zunächst das Ohr an die Brust des Kindes, und zwar beidseits vorn unter dem Schlüsselbein, unter den Brustwarzen und am unteren Rippenbogen sowie beidseits am Rücken an der Innenseite der Schulterblätter, unterhalb der Schulterblätter und am unteren Rippenbogen.

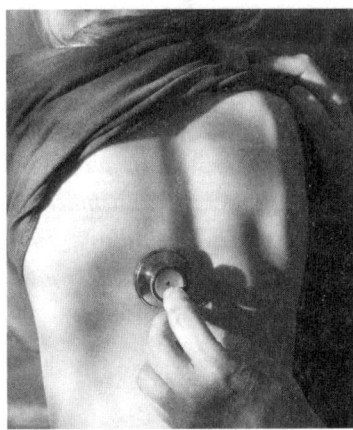

Abbildung 30
Abhören der Lunge
© Liffler

Worauf müssen Sie achten?

Belüftung der Lunge: Ist über allen Teilen der Lunge ein reines Atemgeräusch zu hören? Nicht belüftete Teile der Lunge sind durch Entzündung oder Sekretstau gedämpft, d. h. das Atemgeräusch ist nicht hörbar.

Atembehinderung: Ist der Luftstrom in irgendeinem Teil der Lunge behindert? Giemende, fiepende und pfeifende Nebengeräusche sind Hinweise auf Atembehinderung. Beim Asthma bronchiale hört man diese Geräusche vorzugsweise beim Ausatmen.

Sekretstau: Bei der Sekretbildung unterscheidet man grob-, mittel- und feinblasige Geräusche. Obwohl die grob- und mittelblasigen Geräusche meistens viel lauter sind, sind sie weniger ein Grund zur Sorge als die feinblasigen Geräusche oder die Dämpfung. Die feinblasigen Geräusche treten vor allem bei der schweren Bronchitis und beim Übergang zur Lungenentzündung auf. Die grob- und mittelblasigen sprechen eher für lösliches, transportables Sekret, das gut abgehustet werden kann.

Rippenfellbeteiligung: Die Entzündung des Rippenfells, d. h. des Raums zwischen Lunge und der sie umgebenden Hülle, äußert sich durch ein »Entfaltungsknistern«.

Achtung: *Vor allem bei Kindern, die bereits wegen Atmungsbehinderungen behandelt wurden, ist das frühzeitige Erkennen einer Verschlimmerung der Symptome wichtig. Bei folgenden Befunden sollten Sie unbedingt einen Arzt aufsuchen: fein- bis mittelblasige Rasselgeräusche mit fortwährendem Husten und/oder Fieber trotz bereits behandelter Bronchitis; anhaltendes oder gar zunehmendes Giemen trotz eingeleiteter bronchialerweiternder Behandlung, zum Beispiel Inhalation von Salbutamol.*

Die Pulsoxymetrie

Die Pulsoxymetrie ist ein Verfahren zur Ermittlung der perkutanen, arteriellen Sauerstoffsättigung. Nebenbei dient es zur gleichzeitigen Pulsfrequenzkontrolle. Das nur wenige Zentimeter große Gerät misst den Sauerstoff und die Pulsfrequenz an einer Fingerkuppe. Für die Verlaufskontrolle eines Krankheitsschubes beziehungsweise die Kontrolle einer medikamentösen Einstellung bieten diese Werte zusammen mit der Peak-Flow-Messung binnen Minuten zuverlässige Hinweise auf die körperliche Verfassung des kleinen Patienten. Die batteriebetriebenen Geräte sind für weniger als 100 Euro zu haben.

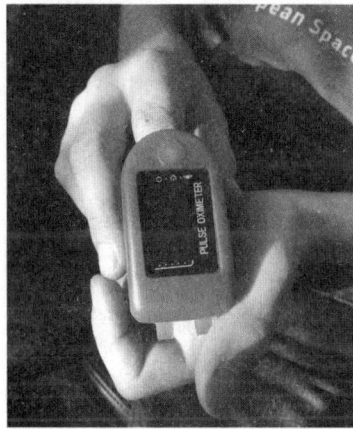

Abbildung 31
Pulsoxymetrie
© Liffler

MÖGLICHKEITEN DER VORBEUGUNG UND SANFTEN BEHANDLUNG

- Die frühe Desensibilisierung der allergiekranken Mädchen verringert das Risiko auf allergische Erkrankungen während einer späteren Schwangerschaft.
- Der Verzicht auf das Rauchen während der Schwangerschaft führt zu fünf bis 15 Prozent weniger Asthmaerkrankungen bei Kindern.
- Eine erhöhte frühkindliche mikrobielle Stimulation des Immunsystems, wie sie bei Kindern mit mehr als zwei Geschwistern, bei Krippenkindern, Kindern mit vielen Infekten oder Bauernkindern mit Stalltierkontakt gegeben ist. Der frühe Kindergartenbesuch »trainiert« offenbar das Abwehrsystem.
- Frühe Aufklärung über die möglichen psychosomatischen Zusammenhänge (SPS).
- Der Lebensstil, wie zum Beispiel die Impfpraxis, der Antibiotikagebrauch und die Ernährungsgewohnheiten. Eine schwedische Studie hat eine deutlich geringere Häufigkeit des Asthma bronchiale bei Familien mit anthroposophischen Lebensstilfaktoren gefunden.

Die vorbeugende Behandlung der Infekte

Kinder haben im Kindergartenalter im Jahresdurchschnitt 15 Infekte der oberen und unteren Atemwege. Die Hälfte verläuft unabhängig von der Veranlagung zur Atopie mit Atembehinderung. Bei Kindern mit atopischer Veranlagung, vor allem bei denen mit Allergien, ist eine gleichermaßen schonende wie nachhaltig wirksame Behandlung besonders wichtig, weil sich womöglich daran die Weiterentwicklung zu einem lebenslangen Asthma bronchiale entscheidet.

Fieber heilt

Bakterien und Viren vermehren sich bei normaler Körpertemperatur am besten. Die Säugetiere und der Mensch verfügen über die Fähigkeit, Infektionskrankheiten zu bewältigen, indem sie unwillkürlich die Körpertemperatur erhöhen. Forscher vom Roswell Park Comprehensive Cancer Center im US-Staat New York fanden heraus, dass mit dem Fieber auch das Immunsystem aktiviert wird. Offenbar erhöht sich unter Fieber die Zahl der weißen Blutkörperchen – jener Fresszellen, die die Eindringlinge ausschalten. Bei Mäusen, deren Körpertemperatur künstlich auf 39,5 Grad Celsius erhöht worden war, fanden sich doppelt so viele weiße Blutkörperchen wie bei normaler Körpertemperatur von rund 37 Grad Celsius. Fieber ist keine Krankheit, sondern heilt Infektionskrankheiten, wenn wir es nur zulassen. Mit fiebersenkenden Medikamenten rauben wir dem Körper eine seiner wichtigsten Abwehrmöglichkeiten.

Vor allem die viralen Infekte führen zu obstruktiven Atembehinderungen oder können ein Asthma bronchiale auslösen. Hier geht es um ein Problem, das sich von dem der Behandlung einer Hautentzündung grundsätzlich unterscheidet. Um eine möglicherweise bedrohliche Atembehinderung zu vermeiden oder zu unterbrechen, muss eine virale Bagatellkrankheit möglichst rasch und wirksam unterbrochen werden. Das führt häufig dazu, dass viele Ärzte symptomatische medikamentöse Behandlungen durchführen, die der Entwicklung der kindlichen Immunkompetenz schaden und den Patienten immer anfälliger für Infektionskrankheiten machen. Eine aktuelle europaweite Studie bestätigte den Verdacht, dass Ärzte auch dann, wenn sie von einem viralen Infekt ausgehen, zu ihrer eigenen Absicherung den Einsatz eines Antibiotikums empfehlen.

Die bedarfsgerechte Behandlung der kindlichen Atemwegsinfekte ist eine hohe Kunst. Kinderärzte verbringen ihre Weiterbildung jedoch fast ausschließlich in Spezialabteilungen und intensivmedizinischen Abteilungen großer Krankenhäuser der Maximalversorgung, wo solche Krankheiten nicht behandelt werden. Ärzte, die in der Lage sind, Säuglinge und Kleinkinder schonend und wirksam zugleich zu therapieren, genießen bei den Eltern entsprechend hohes Ansehen. Sie setzen mehrheitlich auf bewährte und traditionsreiche Verfahren, wie die Traditionelle Chinesische Medizin, die Naturheilkunde und die Homöopathie.

Die ausreichende Flüssigkeitszufuhr

Mit 75 Prozent ist der Wasseranteil im kindlichen Körper wesentlich höher als bei normalgewichtigen Erwachsenen. Bei Frauen liegt er bei ungefähr 50 Prozent, bei Männern bei 60 Prozent. Deshalb müssen Kinder im Verhältnis zu ihrem Körpervolumen auch deutlich mehr trinken als Erwachsene. Je jünger Kinder sind, desto höher ist der Bedarf an Flüssigkeit. Die tägliche Flüssigkeitsmenge hängt nicht nur vom Alter, sondern auch vom Wassergehalt der Nahrung, von ihrem Bewegungsdrang und der Außentemperatur ab.

Richtwerte für den normalen Tagesbedarf

1 bis 4 Jahre: 820 ml
5 bis 7 Jahre: 940 ml
8 bis 10 Jahre: 970 ml
11 bis 13 Jahre: 1170 ml
14 bis 15 Jahre: 1330 ml
16 Jahre und älter: 1530 ml

Wenn Kinder krank werden und eigentlich mehr trinken müssten, versagt oft ihr Durstgefühl. Sie stellen das Trinken ein, und es kommt zum Flüssigkeitsmangel. Hat ein krankes Kind Fieber oder leidet gar unter Erbrechen oder Durchfall, steigt der Flüssigkeitsbedarf deutlich an. Das Flüssigkeitsdefizit führt zum Durstfieber, und es kommt zu einem gefährlichen Anstieg der Körpertemperatur, der sogenannten Hyperpyrexie.

Verschiedene Symptome gelten als Hinweise auf ein Flüssigkeitsdefizit: verminderte Leistungsfähigkeit, trockener Mund, Anstieg der Körpertemperatur (Durstfieber), Übelkeit und Schwindelgefühl, mentale Verwirrung, drohender Kreislaufkollaps. Hat ein Kind Kopfschmerzen, ist es erschöpft oder zeigt es eines der sonstigen Merkmale, sollte es sofort reichlich trinken. Handelt es sich um Babys oder Kleinkinder und ist der Flüssigkeitsmangel noch nicht zu weit fortgeschritten, kann Flüssigkeit auf anderem Weg, entweder durch eine Infusion oder rektal, zugeführt werden. Ein 150 ml fassendes Gummiklistier (in jeder Apotheke erhältlich) wird mit körperwarmem, stillem Wasser gefüllt. Die erste rektale Zufuhr wirkt meistens abführend. Die nächsten Versuche glücken in der Regel.

Scheitern alle Versuche, dem Kind oral oder rektal Flüssigkeit zuzuführen, sollte umgehend ein Krankenhaus aufgesucht werden. Das akute Flüssigkeitsdefizit, die sogenannte Exsikkose, ist für Säuglinge und Kleinkinder ein lebensbedrohlicher Zustand, der ambulant nicht mehr behoben werden kann.

Akupunktur/Akupressur

Die Wirkungsweise der Akupunktur beruht darauf, dass die oberflächlichen Körperschichten wie Haut und Muskulatur mit den inneren Organen in Beziehung stehen. Die Wirksamkeit der Akupunktur auf das Asthma bronchiale wurde mehrfach untersucht, es konnte eine kurze, maximal 60 Minuten anhaltende Wirkung festgestellt werden. Die Akupressur eignet sich für die Selbstanwendung. Die angegebenen Punkte werden mit der Fingerkuppe oder einem Stift, beispielsweise einem Bleistift mit Radiergummi, leicht rotierend massiert.

Vorbeugend kann der Punkt unter dem siebten Halswirbel (Lg 14) mit dem Nagel des Zeigefingers zehn bis 30 Sekunden massiert werden. Einen guten Effekt hat auch die Massage der B-13-Punkte (unterhalb des dritten Brustwirbeldornfortsatzes, 1,5 Zentimeter von der Mittellinie entfernt). D11 am Ende der Ellenbogenfalte und D 4 an der Daumenseite der zweiten Mittelhandknochen-Mitte werden ebenso behandelt.

AKUPRESSURPUNKTE

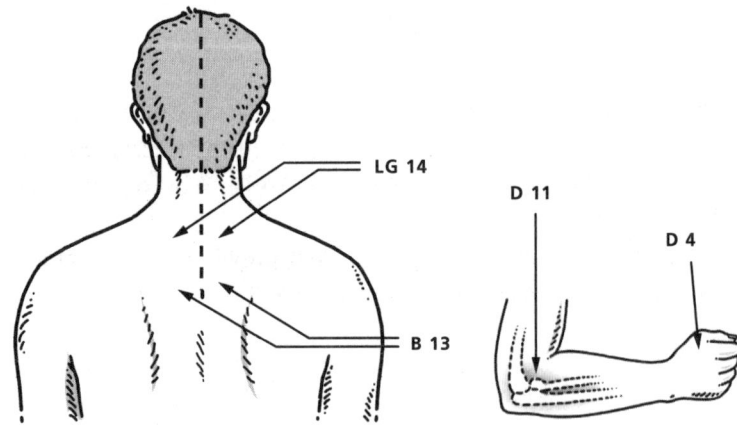

Phytotherapie

Die folgenden Teerezepturen und der Eibisch-Sirup haben eine weit zurückreichende Tradition in der kräuterheilkundlichen Behandlung der Atembehinderung und der Bronchitiden. Heiltees enthalten nachweislich wirksame pflanzliche Substanzen und sollten deshalb ebenso umsichtig wie pharmazeutisch hergestellte Medikamente genutzt werden.

Schleimlösender Bronchial-Tee

20 g Althaeae radix conc. (Eibischwurzel),
10 g Liquiritae radix conc. (Süßholzwurzel),
10 g Farfarae folium conc. (Huflattichblätter),
5 g Verbasci flos conc. (Königskerzenblüten),
5 g Anisi fructus tot. (Anis),
1 Esslöffel auf 150 ml kochendes Wasser, 10 Minuten ziehen lassen, mehrfach eine Tasse.
Indikationen: Husten mit zähflüssigem Schleim, beginnende asthmatische Beschwerden.

Hustenreizlösender Tee beziehungsweise Sirup bei Infekt der Mund- und Rachenschleimhaut und bei trockenem krampfartigem Husten

Plantaginis lanceolatae herba (Spitzwegerichkraut) als Fertigarzneimittel im Handel (z. B. Kneipp Spitzwegerich Frischpflanzenpresssaft).

Sirupus althaeae (Eibisch-Sirup) (DAB 6): 3 bis 6 g mittlere Tagesdosis, 5 × 1 Teelöffel bis 1 Esslöffel.

Malvae flos und Malvae folium (Malvenblüten und -blätter): 2,5 g auf 150 ml kochendes Wasser, 10 Minuten ziehen lassen. 2 Tassen täglich.

Probiotische Behandlungen

Marie-Claire Arrieta und Leah T. Stiemsma von der University of British Columbia in Vancouver haben untersucht, inwiefern es die Darmflora beeinflusst, ob ein Kind Asthma entwickelt oder nicht. Ihren Ergebnissen zufolge erhöht das Fehlen wichtiger Darmbakterien im Alter von drei Monaten das Risiko für die Entwicklung des Asthma bronchiale.

Die Forscher analysierten Stuhlproben von 319 Kindern, ein erstes Mal im Alter von drei Monaten und ein zweites Mal im Alter von einem Jahr. Bei jenen Kindern, die später an Asthma erkrankten, kamen im Alter von drei Monaten vier Bakteriengattungen deutlich seltener in der Darmflora vor als bei den anderen Kindern. Es handelte sich dabei um Lachnospira, Veillonella, Faecalibacterium und Rothia. Diese Unterschiede waren weitgehend verschwunden, als die Kinder ein Jahr alt waren. Offenbar gibt es ein frühes Zeitfenster, in dem eine aus dem Gleichgewicht geratene Darmflora die spätere Entstehung von Asthma fördert. Diese Befunde passen zur Hygiene-Hypothese, nach der Allergien häufiger auftreten, wenn Kinder in einer zu reinlichen Umgebung aufwachsen. So entwickeln Stadtkinder häufiger Allergien als Kinder vom Land. Und Kinder, die mit Hunden oder Katzen aufwachsen, bekommen seltener eine Tierhaarallergie.

Um ihr Ergebnis zu überprüfen, übertrugen die kanadischen Forscher die Bakterienmischung eines besonders gefährdeten Kindes auf keimfrei aufgewachsene Mäuse. Andere Mäuse erhielten den mit den vier genannten Gattungen angereicherten Bakterienmix. Beim Nachwuchs dieser Mäuse unterschied sich die Darmflora entsprechend. Eine extra ausgelöste Entzündungsreaktion in den Lungen der Tiere war deutlich stärker, wenn die vier Bakteriengattungen abgeschwächt waren.

Nach Meinung der Forscher eignet sich ein Darmflora-Profil als früher Hinweis auf ein bestehendes Asthmarisiko, sodass ein gezielter Einsatz von Probiotika helfen könnte. Dies muss jedoch erst in weiteren Studien belegt werden [33].

Schon bei der Geburt übernimmt das Kind einen Teil der Bakterienflora der Mutter. Sie bedeckt nach der Geburt die Haut und ist auch im Mund des Säuglings nachweisbar. Beim ersten Stillen wandern Bakterien in die mütterliche Brust und mit der Muttermilch in den Verdauungstrakt des Kindes, gedeihen und vermehren sich. Kinder, die per Kaiserschnitt auf die Welt kommen, und Kinder nach frühen antibiotischen Behandlungen haben eine eingeschränkte Darmflora.

Ob jemand an Asthma erkrankt, ist demnach nur zum Teil mit den Genen zu erklären. Die Veranlagung kann zwar vererbt werden, mitentscheidend sind aber offenbar auch Umweltfaktoren. So lässt sich erklären, dass die Zahl der Asthmakranken in den vergangenen Jahrzehnten deutlich gestiegen ist, ebenso wie die Tatsache, dass Menschen in Industrienationen häufiger betroffen sind als jene in Entwicklungsländern.

Empfehlungen

Nicht nur Magen-Darm-Krankheiten, sondern auch chronische Lungenleiden gehen mit Veränderungen und Dysbalancen der Darmflora einher. Probiotika könnten die Therapie möglicherweise unterstützen. Bei offensichtlich atopisch veranlagten Kindern und Jugendlichen sollte grundsätzlich die Untersuchung einer

Stuhlprobe in einem mikroökologischen Labor veranlasst werden. Der Kyberstatus ermittelt alle Abweichungen von der altersentsprechenden normalen Darmflora, und es werden spezifische probiotische Behandlungen und Verfahren empfohlen.

Ernährung

»Stillen Sie Ihr Baby mindestens sechs Monate. Damit vermindern Sie sein Risiko für allergische Erkrankungen.« Dieser ärztliche Ratschlag gilt als nachgewiesen und wird sich vermutlich nicht ändern. Anders verhält es sich mit dem Zufüttern. Bisher wurde empfohlen, Kindern in den ersten Lebensmonaten beziehungsweise im ersten Lebensjahr keine allergenen Nahrungsmittel wie Hühnerei, Nüsse, Banane, Fisch, Tomate und Zitrusfrüchte zu geben, um Allergien zu vermeiden. Diesbezüglich geht der Trend inzwischen in die entgegengesetzte Richtung: In geringen Dosen sollen die genannten Lebensmittel schon früh angeboten werden, um eine Immuntoleranz zu erreichen. Dies konnte kürzlich auch für frühzeitigen Erdnusskonsum gezeigt werden.

In der Tat kann die Ernährung Einfluss auf verschiedene Erkrankungen haben, so auch auf Asthma und dessen Symptome. Man weiß beispielsweise, dass eine mediterrane Kost das kardiovaskuläre Risiko reduzieren kann, weil sie systemische Entzündungen vermindert. Ähnlich vielversprechende Ergebnisse konnten in Bezug auf das Asthma erzielt werden, vor allem bei Kindern. Weitere Nahrungsmittelbestandteile beziehungsweise Nahrungsergänzungsmittel, die bezüglich ihrer positiven Wirkung auf Asthma untersucht werden, sind Ballaststoffe, Omega-3-Fettsäuren, Vitamin D und C.

Die begleitende homöopathische Behandlung

Die naturwissenschaftlich-kritische Homöopathie unterscheidet sich von der klassischen Homöopathie durch die Konzentration der Wirkstoffe. Es werden nur Arzneimittel eingesetzt, in denen der Wirkstoff nachweisbar vorhanden ist. Bei ausreichender Flüssigkeitszufuhr können homöopathische Einzelmittel eindrucksvoll zur Verkürzung der Infekte beitragen. Die Arzneimittel sollten unverdünnt stündlich bis zweistündlich gegeben werden (3–5 Globuli oder Tropfen auf die Zunge). Bitte beachten Sie auch die Literaturempfehlungen und Erläuterungen zu homöopathischen Verfahren.

Achtung: *Bei eintretender Besserung sofort absetzen!*

Der akute Infekt der oberen und unteren Atemwege

Aconit D 4

Bei kalter Hochdruckwetterlage plötzlich auftretendes Fieber mit Reizhusten, gerötetes Gesicht. Verschlechterung um Mitternacht.

Causticum D 6

Bei trockener Kälte, schmerzhaft, oft mit gleichzeitigem Urinabgang. Verschlechterung 3 Uhr morgens.

Belladonna D 12

Bei Tiefdruckwetterlagen mit Wind und Regen. Bellender Husten, schweißnasses, gerötetes Gesicht. Verschlechterung in den frühen Abendstunden.

Bryonia D6

Bellender, anstrengender, schmerzhafter Husten. Das Kind fasst sich beim Husten an die Brust. Verschlechterung beim Wechsel von Kalt auf Warm, beim Essen. Kalter Brustwickel bessert.

Drosera D 6

Schmerzhafter, bellender Husten mit anschließendem Würgereiz. Verschlechterung zwischen Mitternacht und 1 Uhr.

Dulcamara D 4-D 6

Frostige, unleidliche Kinder mit eiskalten Händen und Füßen. Der Husten verschlimmert sich beim Übergang ins Kalte.

Eupatorium perfoliatum D 4

Verschlechterung im Verlauf des Tages, nachts besser.

Rumex D 3–D 4

Pausenloser Husten mit Schleimstraße an der Rachenhinterwand. Verschlechterung beim Übergang ins Kalte, beim Aufdecken. Besserung durch Wärme.

Sticta pulmonaris D 3

Der absteigende Infekt mit stetigem Husten.

Spongia D 2

Rauer, bellender Husten, Heiserkeit mit nächtlicher Verschlechterung. Atembehinderung im Liegen.

Die frühe Immuntherapie der Allergien

Bei nachgewiesenen IgE-vermittelten Allergien sollte eine spezifische Immuntherapie (SIT) d. h. eine Hyposensibilisierung, durchgeführt werden. Die allergischen Auslöser müssen eindeutig nachgewiesen werden. Das Ziel der Hyposensibilisierung besteht darin, die allergische Reaktionsbereitschaft herabzusetzen oder sogar ganz zu verhindern. Die Therapie verläuft über etwa drei Jahre. Die Wirksamkeit der SIT ist wissenschaftlich belegt. Die therapeutischen Möglichkeiten werden im Kapitel über die Allergien ausführlich beschrieben.

Das Atemtraining

Die Atmung beeinflusst die Herzfrequenz. Wenn bei Spitzensportlern, beispielsweise bei Mittelstreckenläufern, der Sauerstoffbedarf stark zunimmt, steigert sich auch der Herzschlag in atemberaubende Höhen. Wenn die individuelle Kapazität erschöpft ist, »geht der Sportler blau«, und seine Leistung bricht abrupt zusammen. Schnelleres Atmen beschleunigt den Herzschlag, langsameres Atmen vermindert die Herzfrequenz. Zwischen der Lunge und dem Herzkreislaufsystem besteht somit ein Zusammenhang. Die Verbesserung der Atemleistung verbessert alle körperlichen Funktionen. Spitzensportler betreiben meist ein Höhentraining und optimieren über die Atemmechanik nicht nur die Sauerstoffversorgung der Muskulatur, sondern stabilisieren auch die Kreislaufsituation.

Asthmakranke befinden sich schon unter normaler körperlicher Betätigung in einer ähnlichen Situation wie ein Spitzensportler, der an seiner Leistungsgrenze angelangt ist. Auch sie können wie Sportler ihre Atemmechanik verbessern und damit ihr Handicap lindern. Nicht wenige Asthmatiker steigerten über das Atemtraining ihre Leistungsfähigkeit und konnten so Leistungssport, insbesondere Ausdauersportarten, betreiben. So nahmen junge Männer mit Asthma bronchiale erfolgreich an der Tour de France teil.

Das Einatmen sollte in Ruhe und stets über die Nase erfolgen. So kann die Luft gereinigt, befeuchtet und erwärmt werden. Durch die Verengung der Nase stößt die einströmende Luft auf einen Widerstand, wodurch die Einatmung verlangsamt und verlängert sowie die vertiefte Atmung angeregt wird. Das Einatmen der kalten, trockenen und verunreinigten Luft durch den Mund führt hingegen zur Belastung der Lungenbläschen, zu übermäßiger Brustatmung und zu Verspannungen im Brustbereich. Das Ausatmen in Ruhe sollte ebenfalls über die Nase oder bei Angst und inneren Druckzuständen über die Lippenbremse erfolgen. Bei leicht geschlossenen Lippen lässt man den Atem ganz langsam ausströmen, bis das Einatmen reflexartig erfolgt. Nach einiger Zeit des Ausatmens über die Lippenbremse tritt ein intensiver Entspannungsprozess ein. Wichtig dabei ist, dass das Einatmen nicht bewusst geschieht; die Atemstille nach dem Ausatmen soll vielmehr so lange dauern, bis der Körper von selbst nach dem Einatmen verlangt. Zählen Sie mit, wie viele Sekunden Sie ausatmen und wie lange es dauert, bis Sie wieder automatisch einatmen. Das Atemtraining wird auch bei der Behandlung von Ängsten, Anspannung und Stress eingesetzt. Das ruhige, entspannte Atmen bessert die Selbstsicherheit, die Gelassenheit und das Sprechen.

Asthma und Sport

Die körperliche Belastung löst beim kindlichen und jugendlichen Asthma bronchiale eher selten eine Zunahme der Atembeschwerden aus. Bei Kindern und Jugendlichen wurde nach der Belastung sogar eine bessere Lungenfunktion gemessen als davor. Kinder mit fortgeschrittenem Asthma bronchiale verhalten sich jedoch meist wie schwer betroffene Erwachsene, sie meiden die körperliche Anstrengung. Daraus ergibt sich ein Teufelskreis: Die Leistungsfähigkeit nimmt immer weiter ab. Wichtig wäre genau das Gegenteil, nämlich die Steigerung der Leistungsfähigkeit, die die Lungenfunktion verbessert.

Gerade bei Kindern muss davor gewarnt werden, sie zur körperlichen Schonung anzuhalten. Sie würden sich womöglich aus Angst vor Beschwerden weniger bewegen, wodurch ihnen die altersentsprechende körperliche Betätigung fehlte. Sportliche Erlebnisse und physische Belastungen sind für die seelische und körperliche Entwicklung der Kinder sehr wichtig. Nicht nur die motorische Entwicklung leidet unter mangelnder körperlicher Aktivität; das betroffene Kind, das bei Spielen nicht mitmachen darf und immer ungeschickter erscheint, droht zudem von Gleichaltrigen ausgegrenzt zu werden. Seine Situation wird sich dadurch sicher nicht verbessern.

Sport ist Medizin für das asthmakranke Kind

Asthmakranke Kinder dürfen nicht nur, sie sollen Sport treiben und sich regelmäßig ausreichend bewegen! Ein guter Trainingszustand wirkt sich günstig auf das Anstrengungsasthma aus. Regelmäßiges Training verbessert die Lungenfunktion und hebt die Reizschwelle für die Auslösung eines Asthmaanfalls. So kann regelmäßige sportliche Betätigung dazu beitragen, dass weniger Bedarfsmedikamente benötigt werden. Insgesamt hebt dies die Lebensqualität des asthmakranken Kindes deutlich, weshalb es das Ziel aller betroffenen Eltern sein sollte, ihm die unbeschwerte Teilnahme an altersgerechten sportlichen Aktivitäten zu ermöglichen.

Um zu vermeiden, dass während des Sports Asthmabeschwerden auftreten, müssen jedoch einige Dinge beachtet werden. Voraussetzung ist eine dem Schweregrad des Asthmas entsprechende medikamentöse Behandlung, das heißt, die Basistherapie sollte so weit optimiert sein, dass die Überempfindlichkeit der Bronchien zurückgeht. Zudem ist es ratsam, dass der behandelnde Arzt einen individuellen Notfallplan erstellt und der Betroffene beziehungsweise sein Umfeld darin geschult werden, was im Akutfall zu tun ist.

Im Rahmen einer ambulanten oder teilstationären Rehabilitation kann der Patient kontrolliert an seine individuellen Grenzen herangeführt werden. Von Vorteil ist, dass der Patient unter Anweisung lernt, sich zu belasten und im Notfall richtig zu reagieren. Außerdem können die medikamentöse Einstellung angepasst und Notfallmaßnahmen besprochen werden, wenn das Kind sich doch mal übernimmt. Dies nimmt die Furcht vor der Atemnot.

Welche Sportarten sind geeignet?

Prinzipiell können Asthmapatienten alle Sportarten betreiben, entscheidend sind vor allem Dauer und Intensität der Belastung.

Sportarten mit hohen Spitzenbelastungen sind anfangs nicht empfehlenswert. Asthmatiker sollten darauf achten, eine Hyperventilation zu vermeiden; deshalb ist es wichtig, die Atmung nach der Anstrengung zu beruhigen. Ausdauersportarten sollten daher intervallmäßig aufgebaut sein: Zwischen Phasen mit höherer körperlicher Belastung werden immer wieder Phasen mit geringer körperlicher Belastung eingelegt.

Intensität, Häufigkeit und Dauer der jeweiligen Trainingseinheiten sollten individuell mit dem behandelnden Arzt besprochen werden. Empfehlenswerte Sportarten sind etwa Schwimmen, Fußball, Kampfsportarten wie Taekwondo, Joggen, Radfahren und Wandern. Kinder können außerdem ab dem achten Lebensjahr an den Golfsport herangeführt werden, bei dem sie lernen, sich zu konzentrieren, beachtliche Strecken zurücklegen müssen und den Wechsel zwischen Spitzenbelastung und Entspannung erleben. Dieser Sport fördert die Entwicklung in vielfältiger Weise, auf der psychischen, mentalen wie fein- und grobmotorischen Ebene.

Auch die Teilnahme an Wettkämpfen in diesen oder anderen Sportarten, inklusive des dafür erforderlichen Trainings, ist gerade für Kinder und Jugendliche sinnvoll. Voraussetzung sind allerdings die konsequente und systematische Behandlung und Kontrolle des Asthmas. Es gibt in verschiedenen Disziplinen einige Weltklassesportler und sogar Olympiasieger, die Asthmatiker sind. Auch Krafttraining ist unter den gleichen Voraussetzungen zulässig.

Was sollte beachtet werden?

Die wichtigste Regel ist: Vor jedem Training sollte eine kurze, aber intensive Aufwärmphase von etwa fünf bis zehn Minuten eingeplant werden. Ohne Aufwärmen ist das Risiko einer Verengung der Bronchien zusätzlich erhöht. Gegebenenfalls wird zusätzlich die vorsorgliche Einnahme eines Bedarfsmedikaments (z. B. Salbutamol DA®) etwa zehn bis 15 Minuten vor Beginn des Trainings beziehungsweise der Turnstunde empfohlen. Jeder

Asthmapatient muss sich in regelmäßigen Abständen einer gründlichen Untersuchung unterziehen, die zur Beurteilung des Trainingszustandes und der Beratung hinsichtlich des Trainings dient. Oft wird dabei auch ein Belastungstest durchgeführt.

Haustiere

Auch die Empfehlungen zur Haustierhaltung sind im Wandel begriffen. Vor zehn Jahren wurde im Brustton der Überzeugung von asthmaauslösenden Haustieren abgeraten, weil diese den Krankheitsverlauf ungünstig beeinflussen könnten. Haustierallergene seien auch nach Entfernen des Tiers noch monatelang in der Wohnung nachweisbar gewesen, und so stelle sich die Besserung der Symptome nur langsam ein. Tatsächlich aber führt die Trennung von einem lieb gewonnenen Haustier vor allem bei Kindern zu so schwerem und nachhaltigem Stress, dass die Haustierallergene geradezu nebensächlich erscheinen. Die frühe aktive Auseinandersetzung mit der Natur ist offenbar ebenso gesund wie der frühe Kontakt mit einer vielseitigen, naturbelassenen Ernährung. Siehe dazu auch das Kapitel über die Allergien.

ASTHMA-MEDIKAMENTE

Die bronchialerweiternden Medikamente

In der Asthmatherapie unterscheidet man Wirkstoffgruppen. Eine Gruppe bilden die akut wirkenden Medikamente, die als sogenannte Bedarfsbehandlung (Stufe I) nur bei der beginnenden Atembehinderung gegeben werden. Zu dieser Gruppe gehören die bronchienerweiternden Medikamente. Sollten sie, beispielsweise Salbutamol® und Atrovent®, nicht zu einer Besserung führen, wird kurzzeitig ein antientzündliches inhalatives Kortisonpräparat inhaliert.

Diese sogenannten kurz wirksamen Beta-2-Mimetika wirken innerhalb von Minuten gegen Atemnot, indem sie die verkrampfte

Bronchialmuskulatur lösen. Die Wirkung endet nach etwa zwei bis sechs Stunden. Die Substanz hat Ähnlichkeit mit dem körpereigenen Stoff Adrenalin. Kurz wirksame Beta-2-Mimetika sind die wichtigsten Substanzen bei akuter Atemnot – sie können lebensrettend sein und sind auch als »Notfallspray« bekannt. Das Spray sollte immer mitgeführt werden! Kurz wirksame Beta-2-Mimetika werden überwiegend inhalativ eingesetzt, hauptsächlich als Spray oder Tropfen für die Feuchtinhalation. Sie liegen auch als Tabletten oder Saft vor.

Nebenwirkungen

Generell treten sehr selten unerwünschte Wirkungen auf. Manchmal kann sich ein leichtes, vorübergehendes Muskelzittern einstellen. Alle Beta-2-Mimetika helfen bei Atemnot, wirken aber nicht auf die vorhandene chronische Entzündung der Bronchialschleimhaut. Bei Belastungsasthma setzt man sie auch zur Vorbeugung gegen Atemnot, beispielsweise im Sportunterricht, ein. Diese Medikamente müssen bei Wettkampfsport gemeldet werden, da sie teilweise auf der Dopingliste stehen.

Bei regelmäßigem häufigem Gebrauch haben bronchialerweiternde Medikamente jedoch verhältnismäßig starke Nebenwirkungen, beispielsweise Tachykardie (Herzrasen).

Die vorbeugende Behandlung ohne Kortison

Die kortisonfreie Wirkstoffgruppe umfasst Medikamente, die verabreicht werden, wenn der Übergang des Stufe-I-Asthmas in die Stufe II und damit die Dauertherapie mit einem inhalativen Kortisonpräparat drohen. Mit diesen Medikamenten wird entweder die allergische Reaktion begrenzt oder aber der Entzündung vorgebeugt.

Dinatriumchromoglicinsäure (INTAL N Dosieraerosol ®) und Nedocromil (Irtan® [D]), Tilade® (A) und Tilavist® (A, CH) haben eine mastzellenstabilisierende, d. h. entzündungshemmende

Wirkung. Das Medikament wird als Dauertherapie in Form von Pulverinhalationen beziehungsweise als Spray drei- bis viermal täglich verwendet. Nur eine regelmäßige mehrwöchige Therapie lässt die Entzündung abklingen. Dementsprechend muss mindestens sechs Wochen inhaliert werden, bevor der Erfolg beurteilt werden kann. Die Nebenwirkungen sind äußerst minimal, die Mittel gelten als sehr gut verträglich.

Auch der Leukotrienantagonist (Singulair®) hemmt die Entzündung und die allergische Reaktion; diese Wirkung ist nicht sofort spürbar. Er wird als Dauertherapie einmal täglich in Tablettenform bei leichtem bis mittelschwerem Asthma verabreicht. Für die Notfallbehandlung ist diese Substanz nicht geeignet.

Bei beiden Wirkstoffen handelt es sich um milde Medikamente, die bei leichtem Asthma allein oder in Kombination mit anderen Medikamenten eingesetzt werden. Die medikamentöse Behandlung des Asthmas sollte immer mithilfe der Peakflow-Metrie und der Pulsoxmetreie überwacht und protokolliert werden (Verlaufsprotokoll Tabelle 8 im Anhang).

Vorbeugende Inhalationen mit Kortison (Pulmicort, Flixotide)

Die dritte Wirkstoffgruppe sind die kortisonhaltigen Sprays. Sie bremsen die Entzündung, hemmen die Schwellung und Entzündung der Bronchialschleimhaut und verbessern die Wirkungen der bronchienerweiternden Medikamente. Je nach Dosis ist die antientzündliche Wirkung unterschiedlich stark und wird als Dauertherapie zweimal täglich bei eher schweren Asthmaformen verabreicht.

Erst nach einigen Wochen regelmäßiger Inhalation ist der volle Schutz gegen die Entzündung gewährleistet. Auch inhalative Kortikosteroide sind nicht für die Notfallbehandlung geeignet.

Die Nebenwirkungen dieser inhalativen Kortikosteroide sind eher gering, da nur minimale Mengen in die Blutbahn gelangen. Nebenwirkungen werden daher oft überschätzt (Kortisonangst).

Die medikamentöse Dauertherapie

Die vierte Wirkstoffgruppe kommt vor allem ab dem Asthma bronchiale der Stufe II bis IV zum Einsatz, wobei es bei den Stufen III und IV oft nur noch um die Frage der Höherdosierung geht. Für die bronchienerweiternde Inhalation gibt es auch lang wirksame Substanzen, die man meist als zusätzliches Medikament einsetzt. Die Wirkung der lang wirksamen Beta-2-Mimetika setzt etwas später ein als die der kurz wirksamen. Der bronchialerweiternde Effekt hält bis zu zwölf Stunden an. Sie werden meist in Verbindung mit antientzündlichen Medikamenten eingesetzt. Lang wirksame Beta-2-Mimetika dienen nicht als Notfallmedikation.

Besonders beim mittelschweren bis schweren Asthma und bei nächtlichen Beschwerden wird diese Medikamentengruppe zweimal täglich in Form von Spray oder Pulver inhaliert.

DIE PRAXIS DER MEDIKAMENTÖSEN BEHANDLUNG DES ASTHMAS

Die medikamentöse Behandlung des akuten Asthmaanfalls

Bei einem Asthmaanfall kommt es aufgrund von Überblähung der Lunge zu einer behinderten Abatmung von Kohlenstoffdioxid und einer verringerten Aufnahme von Sauerstoff. Die Atembehinderung ruft starke Erregung und unter Umständen Todesangst hervor, die wiederum die Verkrampfung der Bronchialmuskulatur verstärkt. Die Hustenanfälle führen schließlich zum Erbrechen. Im Gegensatz zur atopischen Dermatitis ist das kindliche Asthma bronchiale eine Krankheit, die im akuten Schub durchaus lebensbedrohliche Komplikationen auslösen kann. Was die Behandlung eines akuten Asthmaanfalls betrifft, sollte es deshalb keine zwei Meinungen geben. Es muss alles unternommen werden, um das

Kind so schnell wie irgend möglich aus der bedrohlichen Situation zu befreien. Wenn die Besserung nicht rasch eintritt, Notarzt anfordern! Jedoch gilt auch hier: Bewahren Sie Ruhe. Ihre Erregung übertragen Sie ungewollt auf Ihr Kind, womit die asthmatischen Beschwerden zunehmen.

Die stadiengerechte Bedarfsbehandlung

Die medikamentöse Behandlung des kindlichen Asthma bronchiale sollte entsprechend den Stadien I bis IV erfolgen. Wenn das Kind oder der Jugendliche Symptome entsprechend dieser Klassifikation zeigt, gibt es zu den nachfolgend angegebenen Therapieempfehlungen keine Alternative. Wie bei der atopischen Dermatitis ist es entscheidend, um welche Entwicklungsstufe es sich handelt. 80 Prozent der Kinder zeigen das Bild der Stufe I mit Übergang in die Stufe II. Die absolut zuverlässige Beurteilung ist bei Säuglingen und Kleinkindern wegen der eingeschränkten apparativen Untersuchungsmöglichkeiten nicht einfach. Sie gelingt über die sorgfältige ärztliche Untersuchung und vor allem beim Kleinkind durch die Verlaufsbeobachtung und die genaue Dokumentation durch die Eltern. Es sollten nicht nur die Symptome (Husten, Giemen) und die Peak-Flow-Werte, sondern auch die jeweiligen Umweltbedingungen wie die Wetterlage, außergewöhnliche Ereignisse und Konflikte oder besondere Anstrengungen notiert werden. Außerdem sollten die Tagestrinkmenge, die Zahl der Inhalationen, die Medikamente und sportliche Aktivitäten vermerkt werden. Im Anhang finden Sie einen entsprechenden Verlaufsbogen.

Abweichend von der fachärztlichen Klassifikation geht die folgende Darstellung von einer eher unscharfen Trennung der Stadien und einem fließenden Übergang aus, bei dem so lange entsprechend einem Stadium behandelt werden sollte, bis die Verlaufsbeobachtung eindeutig den Trend zum nächsten ergibt. Einzelne Schübe, die zur Vorstellung beim Kinderarzt oder Lungenfacharzt führen, sollten nicht über die Dauertherapie entscheiden. Die Behandlung eines akuten Asthmaanfalls ist von der Beurteilung des Stadiums getrennt zu betrachten.

Merke: *Je früher Asthma behandelt wird, desto besser kann das Kind gegen Langzeitschäden geschützt werden.* Denn nur in etwa 40 Prozent verschwindet das Asthma beim Heranwachsen von selbst. Ein unbehandeltes Asthma verschlechtert sich zunehmend – es handelt sich um eine fortschreitende Entzündung der Atemwege. Im Mittelpunkt der Asthmabehandlung steht die Beschwerdefreiheit des Kindes. Diese wird – je nach Schweregrad – nur mit bronchialerweiternden Sprays bei Bedarf oder zusätzlich mit einer vorbeugenden Dauermedikation erreicht.

Erstes Stadium:
Die bronchiale Hyperreagibilität
(Asthma bronchiale Stufe I)

Das Asthma bronchiale ist im Säuglings- und Kleinkindalter selten. Häufiger beobachtet man die sogenannte bronchiale Hyperreagibilität, die sich wie das Asthma bronchiale durch die pfeifende Ausatmung bemerkbar macht, aber im Gegensatz zu diesem eher vereinzelt, d. h. im Abstand von mehr als zwei Monaten, auftritt. Insgesamt ist die Atembehinderung geringer und flüchtiger. Trotzdem empfehlen die medizinischen Leitlinien den frühzeitigen Einsatz von Wirkstoffen, wie sie beim akuten Asthmaanfall angeraten sind.

Tatsächlich ist die bronchiale Hyperreagibilität ähnlich wie die atopische Dermatitis ein eher harmloses Ereignis. Das Hauptproblem ist die erhöhte Empfindlichkeit und Besorgtheit der Eltern, die ihre Erregung auf ihre Kinder übertragen. Diese sind dementsprechend störanfällig, unruhig und weinen häufig, was letztendlich als Ursache der körperlichen Hyperreagibilität anzusehen ist.

Ruhiges, besonnenes Verhalten und die ein- bis zweimalige Inhalation eines bronchialerweiternden Medikaments führen meist zum raschen Abklingen der Akutsymptome. Die übertriebene tröstende, zärtliche Zuwendung sollte vermieden werden, weil sie über den sekundären Krankheitsgewinn die fortschreitende Psychosomatisierung und damit die Entwicklung eines Asthmas bronchiale fördert.

Tabelle 10

Entwicklung	Hauptkriterien	Diagnostik
Stadium I	Bronchiale Hyperreagibilität, gelegentliche leichte Atemnot	Mit Unterbrechungen immer wieder Husten, leichte Atemnot, symptomfreie Intervalle länger als 2 Monate, Peak-Flow-Abweichungen weniger als 20%
Asthma-Medikamente	**Wirkstoffgruppe**	**Dosierung**
Bronchialerweiternde Bedarfsbehandlung	Beta-Sympatikomimetika Inhalativ als Dosieraerosol (DA) oder als Inhalationslösung für Inhaliergerät (PARI)	zum Beispiel Sultanol® DA 3 × 1–2 Sprühstöße oder PARI 3 × Sultanol Inhalations-Lsg. 1 Tr./Lebensjahr in 5 ml NaCl

Zweites Stadium:
Die ständig wiederkehrende obstruktive Bronchitis (Asthma bronchiale Stufe II)

Die Voraussetzungen für die Entwicklung des frühkindlichen Asthma bronchiale sind mit denen der akuten atopischen Dermatitis vergleichbar: deutliche familiäre atopische Veranlagung, das Vorliegen von IgE-vermittelten Allergien und das überbehütende Verhalten der Eltern, insbesondere der Mütter. Das kindliche Asthma bronchiale äußert sich meistens erst im dritten bis vierten Lebensjahr und entwickelt sich über die atopische Dermatitis. Außerdem zeigen diese Kinder zusätzlich Allergien gegen inhalative, über die Atemwege zugeführte Allergene.

Im Gegensatz zur bronchialen Hyperreagibilität treten die behandlungsbedürftigen Episoden mit behinderter Ausatmung in kürzeren Abständen (innerhalb von zwei Monaten) auf und dauern länger an. Diese Kinder werden von den Lungenfachärzten der Stufe II zugeordnet und deshalb bereits vorbeugend mit kortisonhaltigen Medikamenten behandelt.

Das frühkindliche Asthma bronchiale ist wie die akute atopische Dermatitis heilbar. Voraussetzungen sind die frühe Desensibilisierung der inhalativen Allergene, die konsequente Ablösung von den Eltern, die Förderung der Selbstständigkeitsentwicklung und der körperlichen Widerstandsfähigkeit.

Tabelle 11

Entwicklung	Hauptkriterien	Diagnostik
Stadium I/II	Geringgradig anhaltend oder episodisch symptomatisches Asthma	Episoden in Abständen von weniger als 2 Monaten, mit bronchialer Überempfindlichkeit und Entzündung der Bronchialschleimhaut. Reizhusten und Atemnot, Peak-Flow-Abweichungen mehr als 20%
Asthma-Medikamente	**Wirkstoffgruppe**	**Dosierung**
Antientzündliche Akutbehandlung	Inhalatives antientzündlich wirkendes Kortikosteroid	Budes DA bis 12 J. morgens und abends 2 x 1 Sprühstoß, ab 12 J. 1–2 Sprühstöße
Vorbeugende antientzündliche Behandlung ohne Kortison	Montekulast (z. B. Singulair®), Kapseln oral	Singulair 4 mg mini Granulat 1 x abends oder 5–12 J. Singulair mini 4-g-Kautablette
vorbeugende antiallergische Behandlung ohne Kortison	Dinatriumchromoglicinsäure inhalativ als Dosieraerosol	INTAL N DA 4 x 2 Sprühstöße täglich CromoHexal®

Drittes Stadium:
Die zunehmend chronische obstruktive Atembehinderung (Asthma bronchiale Stufe III)

Der Unterschied zwischen der beginnenden Chronifizierung der atopischen Dermatitis und dem fortschreitenden Asthma bronchiale besteht vor allem in der unterschiedlichen Gefährdung der betroffenen Kinder. Bei den Ersteren können die Eltern durch eine Verringerung der Aufmerksamkeit und Responsivität die symbiotische Beziehung schrittweise abbauen. Auch eine heftige autoaggressive Kratzattacke kann ignoriert werden, da die damit einhergehende Verschlechterung in der Regel flüchtig und leicht zu behandeln ist.

Beim Asthma bronchiale dieser Entwicklungsstufe ist das grundsätzlich anders. Ein akuter Asthmaanfall kann unbeachtet in einen über Stunden anhaltenden und womöglich lebensbedrohlichen Status asthmaticus übergehen, bei dem die sonst üblichen therapeutischen Maßnahmen versagen. Die zunehmenden Ängste der Eltern asthmakranker Kinder sind berechtigt und erschweren verhaltenstherapeutische Maßnahmen, selbst wenn die Patienten ihre Krankheit offensichtlich als »Druckmittel« gegenüber ihren Eltern einsetzen. Auch dann dürfen diese die Atemnot nicht ignorieren und müssen dem Kind medikamentös helfen. Das psychosomatische Problem ist also ein grundsätzlich anderes.

Die einzig denkbare nachhaltige Behandlung besteht in der Akzeptanz des Hier und Jetzt und in der Achtsamkeit gegenüber dem eigenen krank machenden Denken und Handeln. Beim asthmakranken Kind müssen die Eltern zum einen die Tatsache der Erkrankung akzeptieren und sicherstellen, dass das Kind immer bedarfsgerecht behandelt wird. Sie müssen aber zum anderen auch lernen, sich so zu verhalten, dass sie nicht ihre eigenen Gefühle und die Neigung zum vermeidenden Verhalten auf die Kinder übertragen. Es gibt inzwischen einen verhaltenstherapeutischen Ansatz, die bereits erwähnte sogenannte

Akzeptanz- und Commitment-Therapie (ACT), mit deren Hilfe die Eltern den richtigen Umgang mit dem asthmakranken Kind erlernen. Große klinische Studien haben diese Doppelstrategie angewandt und damit nachweislich erhebliche Besserungen des Asthmas erzielt.

Tabelle 12

Entwicklungs-stadium	Hauptkriterien	Diagnostik
Stufe II/III	Mittelgradige, anhaltende Atembeschwerden	Unbehandelt anhaltend obstruktiv, chronische Überempfindlichkeit, Belastungsabhängigkeit, Reizhusten. An mehreren Tagen/Wochen und auch nachts Symptome Peak-Flow-Abweichungen mehr als 30%
Asthma-Medikamente	**Wirkstoffgruppe**	**Dosierung**
Vorbeugende antientzündliche Behandlung Bei Bedarf bronchialweiternd	Inhalatives Glukokortikosteroid (ICS) Beta-Sympatikomimetika	Budesonid (Pulmicort®, Budes DA®), Fluticason (Flixotide®) 2 × 1 Sprühstoß morgens und abends (bis 11 Jahre), 22 Sprühstöße morgens und abends (ab 12 Jahre) zum Beispiel Sultanol® DA 3 × 1–2 Sprühstöße

Viertes Stadium:
Das chronische Asthma bronchiale (Stufe IV)

Anders als bei der Neurodermitis, bei der man den Unterschied zur atopischen Hyperreagibilität sehen und beschreiben kann, ist diese Unterscheidung beim Asthma bronchiale schwieriger. Die Lungenfachärzte stützen die Einteilung der Schweregrade allein auf die messbaren Lungenfunktionswerte wie das eingeatmete Volumen oder die Effektivität, mit der die Luft ein- und ausgeatmet werden kann. Diese Messung ist bei Säuglingen und Kleinkindern nicht möglich. Im Idealfall kann ein sechsjähriges Kind den Anweisungen folgen. Diese Unsicherheit führt dazu, dass die Altersgruppe der unter Sechsjährigen vorsorglich dem Asthma bronchiale zugeordnet wird, obwohl es sich bei diesen Kindern lediglich um eine atopische Hyperreagibilität handelt.

Das chronische Asthma bronchiale ist dagegen durch die konstante Einschränkung der Lungenfunktion gekennzeichnet, die wiederum auf die Verringerung der Gasaustauschfläche im Bereich der Lungenbläschen und die Einschränkung der Atemmechanik infolge der geringeren Dehnbarkeit des Brustkorbes zurückzuführen ist.

Das chronische Asthma sieht man bei Säuglingen und Kleinstkindern derzeit höchst selten. Die Vermeidungsstrategie und die frühe medikamentös unterdrückende Behandlung führen aber auch hier zur Zunahme des chronischen Asthmas. Der genetische Faktor wird dafür sorgen, dass auch die Zahl der primär chronisch asthmakranken Kinder zunimmt.

Entscheidenden Anteil an dieser Entwicklung hat die Verunsicherung der Eltern durch die oft widersprüchlichen Einschätzungen und Empfehlungen der Ärzte und Heilpraktiker. Ohnehin erhöht sensible Eltern geraten so in große Sorge und verstärken ihre Aufmerksamkeit womöglich, ein Faktor, der ebenfalls zur Entwicklung und Aufrechterhaltung des Asthmas beiträgt.

Dieser Entwicklung kann nur durch eine frühe Aufklärung, Beratung und Schulung der Eltern vorgebeugt werden – und nicht mit notorischem Angstmachen und der frühen medikamentösen Behandlung.

Tabelle 13

Entwicklungs-stadium	Hauptmerkmale	Diagnostik
Asthma Stufe III/IV	Schwergradig anhaltend	Unbehandelt schwere Atemnot, Erschöpfung. Patient ist unfähig, anhaltend zu schreien, hat Schwierigkeiten, Nahrung aufzunehmen. Anhaltend tägliche Symptome, häufig auch nächtliche. Peak-Flow-Abweichungen mehr als 60%

Asthma-Medikamente	Wirkstoffgruppe	Dosierung
Bronchialerweiternde Dauerbehandlung Antientzündliche Dauerbehandlung	Lang wirksam bronchialerweiternd (Salmeterol oder Formeterol) Inhalative Kortikosteroide (ICS)	z. B. Aeromax® DA 2 × 2 Sprühstöße oder Formeterol, z. B. Foradil® DA, 2 × 1–2 Sprühstöße morgens und abends. Beclametaon, z. B. AeoBec® DA oder Budenosid, z. B. Budes® DA oder Fluticason, z. B. Flutide® 250 mg DA, 2 × 1–2 Sprühstöße
Kombinierte bronchialerweiternde und antientzündliche Dauerbehandlung	Beta-2-Mimetikum und Steroid als fixe Kombination aus Fluticason (Flutide®) und Salmeterol (Serevent®)	Viani® morgens und abends 1 Sprühstoß

Falldarstellung

Martins Mutter, eine 39-jährige Arzthelferin, war atopisch veranlagt und litt saisonal unter Heuschnupfen und mäßigen Atembeschwerden, der Vater, Finanzbeamter im gehobenen Dienst, wurde wegen erhöhten Blutdrucks medikamentös eingestellt und neigte zu Verdauungsbeschwerden und Verstopfung.

Martin, ihr einziges Kind, litt seit dem zweiten Lebensjahr unter Infektanfälligkeit. Ständig hatte der Kleine Fließschnupfen und Husten. Mit drei kam es zu ersten obstruktiven Bronchitiden. Im vierten Lebensjahr nahmen diese Beschwerden im Frühjahr zu und hielten oft über mehrere Wochen an. Die Eltern suchten mehrere Ärzte und einen Heilpraktiker auf. Die homöopathischen Behandlungen führten zu keiner Besserung, und der Junge inhalierte zuletzt täglich mit bronchialerweiternden Medikamenten. Ein Lungenfacharzt diagnostizierte ein sogenanntes kombiniertes infektinduziertes-allergisches Asthma bronchiale und verordnete eine vorbeugende Behandlung mit einem inhalativen Kortisonpräparat. Gegen die nachgewiesene Hausstaubmilben-, Birken- und Gräserpollen-Allergie riet er zu einer spezifischen Immuntherapie (Desensibilisierung mit wöchentlichen Spritzen). Martins Vater hatten diese klaren Entscheidungen des Facharztes überzeugt, die Mutter aber hegte Bedenken und verwies auf ihre eigenen Erfahrungen. Beide ließen den Arzt in dem Glauben, seinen Empfehlungen entsprechend zu verfahren. Tatsächlich entschieden sie sich jedoch dafür, einen weiteren Rat einzuholen.

Martin verhielt sich beim Aufnahmegespräch, zwischen den Eltern sitzend, artig und zurückhaltend. Auf direkte Fragen antwortete die Mutter und schloss ihre Ausführungen, sich dem Kind zuwendend, mit der rhetorischen Frage: »Das ist doch so, oder?« Martin sei ein sehr begabtes Kind und habe keinerlei schulische Probleme, sei sozial gut integriert, von allen geschätzt und sportlich aktiv. Die Untersuchung des Jungen, die vorliegenden lungenfachärztlichen Befunde und auch die Vorgeschichte sprachen für ein Asthma bronchiale der Stufe II. Auch die mehrtägige spirometrische Verlaufsdiagnostik, die Belastungstests und Austestung der Medikamentenwirkung stützten diese Diagnose, sodass vorbeugende Inhalation eines kortisonhaltigen Medikaments empfohlen wurde.

Bei einer nicht eindeutigen Zuordnung zur Stufe II kann parallel zu der bronchialerweiternden Bedarfsbehandlung vor Beginn der Pollenflugsaison eine viermal tägliche Inhalation mit INTAL N (Dinatriumcromoglicin, DNCG) erprobt werden. Es handelt sich um ein für Kinder gut verträgliches antientzündlich und antiallergisch wirksames Medikament, mit dem die Kortisonbehandlung während der Pollensaison vermieden werden kann. Der Therapieversuch sollte mit dreimal täglicher Peak-Flow-Messung kontrolliert und in einem Verlaufsbogen protokolliert werden. Wichtig ist der rechtzeitige Beginn dieser vorbeugenden Behandlung vor der Pollenflugsaison. Zur Minimierung der Hausstaubmilben wurde die Entfernung aller grob gewebten Textilien empfohlen. Außerdem sollten das Kinderzimmer häufig gelüftet, die Böden mit Feinstaubfiltern gesaugt und feucht ausgewischt werden. Auch das sogenannte Encasing der Matratze wurde empfohlen. Gegen die Birken- und Gräserpollenallergie wurde eine orale spezifische sublinguale Immuntherapie eingeleitet.

Die psychosomatische Anamnese und die testpsychologischen Untersuchungen ergaben bei der Mutter deutliche Hinweise auf Introversion, Empfindsamkeit und erhöhte Erregbarkeit. Außerdem neigte sie zum esoterischen Denken. Beim Vater fanden sich dagegen eine erhöhte soziale Verantwortlichkeit sowie eine Neigung zur Rigidität (Sorgfalt, Genauigkeit, die Beachtung von Regeln) und Leistungsorientierung. Außerdem legte er gesteigerten Wert auf das soziale Ansehen.

Martin war der Lebensmittelpunkt seiner Mutter, sie widmete ihm ihre ganze Liebe und Aufmerksamkeit. Der Vater sah Martins Krankheit eher sachlich und machte keinen Hehl aus seinen Vorbehalten gegenüber alternativen Heilmethoden.

Gleichwohl diese Falldarstellung ein geradezu lehrbuchhaftes Beispiel für die Psychosomatik des kindlichen Asthma bronchiale war, ließ sich der Zusammenhang zwischen Fürsorglichkeit und Asthma den Eltern anfangs kaum vermitteln. Sie waren davon überzeugt, keinerlei Druck auf den Jungen ausgeübt zu haben.

Er mache alles aus freien Stücken. Martin könne mit ihnen jederzeit über alles sprechen. Er habe sich noch nie über ihre Erziehungsweise beklagt. Sie führten ihrer Meinung nach ein völlig konfliktfreies, harmonisches Familienleben. Martin habe zahlreiche Freunde und treibe im Rahmen seiner Möglichkeiten Sport.

Wie so häufig sahen auch diese Eltern das Geschehen mit anderen Augen. Die Mutter hatte Angst um ihr Kind, und das Kind sorgte sich um die Mutter. Beide wollten einander unterstützen, und so kam es zu einer überaus innigen Beziehung, einer Symbiose mit Folgen. In Familien mit asthmakranken Kindern kann man häufig beobachten, dass diese die Väter verdrängen und die Mütter ihnen die Entwicklung zur eigenständigen Persönlichkeit versperren. Die Mutter erdrückt ihr Kind mit ihrer Liebe und raubt ihm buchstäblich die Luft zum Atmen. Die beste Therapie kann am Ende nichts nützen, wenn es nicht gelingt, diese unbewussten Konflikte zu lösen. Die Eltern sollen dabei nicht ihre Sensibilität aufgeben, sondern sie verstehen und beherrschen lernen.

Martins hochsensible Mutter war nicht psychisch gestört, neigte aber zur überreizten Wahrnehmung und zu psychischer Erregung. In dieser Verfassung kam es zur ängstlich vermeidenden Überfürsorglichkeit, was sie selbst aber nicht wahrnahm. Ihr selbst erschien ihr Verhalten als völlig alternativlos. Diesen Zusammenhang klarzumachen, ohne die Mutter zu verletzen, war ungemein schwierig und erforderte viel Geduld. Es brauchte viele Monate, zahlreiche Mails und Telefongespräche, bis jedes Familienmitglied seine Motive, Ziele und Wege erkannt hatte.

Martin ist inzwischen zehn Jahre alt. Die Allergien haben sich völlig verloren, und die gelegentlichen Beschwerden kontrolliert er selbst mit seinem Peak-Flow-Meter. Liegen die Werte 25 Prozent unter seinem Sollwert von 250, nimmt er selbstständig sein bronchialerweiterndes Dosieraerosol. Das kommt nur noch ein- bis zweimal im Vierteljahr vor.

DER HEUSCHNUPFEN

ALLGEMEINES

Als Heuschnupfen, Pollinosis oder saisonale allergische Rhinitis bezeichnen Mediziner eine Überempfindlichkeit des Immunsystems auf Eiweiße verschiedener Pflanzenpollen. Davon betroffen seien in Deutschland rund 20 Prozent der Menschen. Eine verstopfte, laufende und juckende Nase sowie gerötete, juckende Augen sind die wichtigsten Symptome bei Heuschnupfen. Eigentlich ist die Bezeichnung »Heuschnupfen« ebenso irreführend wie der Begriff »Pollinosis«. Weil es Menschen mit dieser quälenden Entzündung der Nasenschleimhaut und der Bindehäute gibt, die überhaupt keine Allergie gegen Pollen oder Heu haben, aber mit einem irreführenden Begriff klassifiziert werden. Namhafte Allergologen bezeichnen diese Menschen als »Schleimhautschwächlinge«. Wie bei den anderen Erkrankungen des atopischen Formenkreises gehen die Fachgesellschaften und selbst das Robert-Koch-Institut in Berlin grob verallgemeinernd von *allergischen Erkrankungen* aus, obwohl die Hälfte der EAF mit Allergien nichts zu tun haben.

Häufigkeit

20 Prozent der heranwachsenden Deutschen leiden unter verstopfter, laufender und juckender Nase sowie geröteten, juckenden Augen. Zehn Prozent der sieben- bis zehnjährigen Kinder, knapp 16 Prozent der Elf- bis 13-Jährigen und 19 Prozent der 14- bis 17-Jährigen entwickeln die charakteristischen Heuschnupfensymptome. Nur knapp die Hälfte der Betroffenen leidet auch unter Allergien. Der Häufigkeitsgipfel liegt derzeit bei den 30- bis

40-jährigen Frauen. Experten gehen davon aus, dass im Jahr 2050 jeder Zweite mindestens gegen eine Pollenart sensibilisiert sein wird. Zu der Frage, warum die Häufigkeit seit Jahrzehnten kontinuierlich zunimmt, gibt es nur Vermutungen.

Vermeintliche Ursachen

Genetische Faktoren

Wenn kein Familienmitglied Allergiker ist, haben Kinder ein Allergierisiko von etwa fünf bis 15 Prozent. Wenn ein Elternteil oder Geschwisterkind Allergiker ist, beträgt das Risiko 25 bis 30 Prozent. Wenn beide Eltern allergiekrank sind, liegt die Wahrscheinlichkeit für das Kind bei 40 bis 60 Prozent. Wenn beide Eltern unter der gleichen Allergie leiden, steigt das Allergierisiko des Kindes auf 60 bis 80 Prozent.

Die Hygiene-Hypothese

Bei ausgeprägter Hygiene in der Kindheit wird das Immunsystem unterfordert, sodass es irgendwann auch auf harmlose Substanzen regiert. So hat man festgestellt, dass Krippenkinder später seltener unter Allergien leiden. Gleiches trifft auf Kinder zu, die in ländlicher Umgebung aufwachsen.

Der Klimawandel

Inzwischen vermuten die Allergologen, die Zunahme der Allergien und somit des Heuschnupfens sei die Folge der weltweit steigenden Temperaturen. Der Klimawandel verlängere die Pollensaison vieler Pflanzen deutlich, und die höhere CO_2-Konzentration in der Luft rege die Pflanzen dazu an, mehr Pollen als bisher zu bilden. Der Klimawandel ermögliche auch die Migration »fremder« Pflanzen wie der aus den USA stammenden Ambrosia und ihrer »hochallergenen Pollen«.

Luftverschmutzung

Feinstaub und die Ozonbelastung führen angeblich dazu, dass die Polleneiweiße heftigere Reaktionen auslösen. Obwohl das Robert-Koch-Institut 1989/90 nach dem Fall der Mauer in einem historisch einmaligen Feldversuch diese Hypothese eindeutig widerlegt hat, halten die HNO-Fachgesellschaft und die Allergologen an diesem Erklärungsansatz fest. Damals bot sich der Wissenschaft die Möglichkeit, die Häufigkeit der allergischen Krankheiten in beiden Teilen Deutschlands zu vergleichen. Sie waren davon ausgegangen, dass die eher ungünstigen Umweltverhältnisse, vor allem die Luftverschmutzung in der DDR, Aufschluss über die Bedeutung dieser Faktoren für die Entwicklung der EAF geben müssten. Tatsächlich hatten der Heuschnupfen und die Allergien beispielsweise im Chemiedreieck Merseburg/Halle/Bitterfeld, wo man die perfekten Voraussetzungen für diese Vergleiche fand, zahlenmäßig kaum Bedeutung.

PSYCHOSOMATISCHE ASPEKTE DES HEUSCHNUPFENS

Die alters- und geschlechtsabhängige Entwicklung

Unsere aktuelle Studie ergab, dass die Heuschnupfenpatienten im Vergleich zu den anderen Probanden mit EAF die höchsten Unterschiede in Bezug auf die SPS gegenüber Gesunden aufwiesen. Sie zeigten das höchste Risiko für die Entwicklung psychischer Störungen.

Der psychologische Psychotherapeut Reiner Matheis veröffentlichte 1986 das Buch »Heuschnupfen. Psychosomatische Zusammenhänge und Behandlung« und empfand es schon damals als unbefriedigend, »Pollen oder andere Allergene als einzige ursächliche Faktoren für den Heuschnupfen anzunehmen. Häufig muss man ein Zusammenwirken seelischer und körperlicher Ursachen beachten: Bei einem Patienten mit verdrängter Wut zum Beispiel genügt in der Blütezeit bereits eine geringe Pollenmenge in der Luft, um eine heftige Heuschnupfenattacke hervorzurufen«. Matheis räumte ein, dass die Psychotherapie den Patienten zwar oft Erleichterung in Bezug auf ihre Konflikte verschaffe, sie aber selten dauerhaft von den Allergien befreie. Ganz nach dem Muster der gesamten Ursachenforschung hatte niemand nach dem Zusammenhang zwischen den psychischen Konflikten und der körperlichen Allergie gesucht. Insofern konnten diese Behandlungen nicht nachhaltig helfen [34].

Die Studie von Matheis zeigt, dass nicht die Allergie das entscheidende Merkmal des Heuschnupfens ist, sondern die erhöhte nervliche Empfindlichkeit. Die Allergie ist wie die psychische Störung nur eine – allerdings häufige – Folge der SPS. Die psychoneuroimmunologische Forschung hat die Zusammenhänge zwischen Psyche und Immunsystem längst beschrieben. Die körperlichen Überempfindlichkeiten einschließlich der allergischen Sensibilität sind die ersten körperlichen Symptome erhöht sensibler Persönlichkeiten.

Die atopische Dermatitis und die häufig damit einhergehenden Nahrungsmittelunverträglichkeiten haben ihren Altersgipfel im ersten und zweiten Lebensjahr der Jungen, der Heuschnupfen hat seinen Höhepunkt ab dem 35. Lebensjahr der Frauen. Unsere Studie hat den geschlechts- und altersabhängigen Zusammenhang mit der Höhe der SPS eindeutig nachgewiesen. Diese Entwicklungsphasen werden von typischen psychosozialen Belastungen begleitet. Die kleinen Jungs leiden offenbar mehr unter der erdrückenden Überbehütung der Eltern als die Mädchen. Die 35- bis 45-jährigen Frauen leiden mehr als die Männer unter dem sozialen Wandel. In diesen Phasen kommt es leichter zur Überreizung der SPS. Die Heuschnupfen-Patienten zeigen vom Jugendalter an zunehmend das Bild der sensitiven Persönlichkeit. Der Psychiater und Neurologe Uwe Henrik Peters beschreibt sensitive Charaktere als »selbstunsichere, zartfühlende, leicht kränkbare, empfindsame, grüblerische, sittlich hochstehende Menschen, die sich mit vielen Skrupeln quälen und ein schwaches Selbstwertgefühl besitzen. Es besteht eine starke Eindrucksfähigkeit und herabgesetzte Fähigkeit zur Abfuhr gestauter Affekte nach außen, die dann meist durchbruchartig, plötzlich und heftig erfolgt«. [35]

Die »Heuschnupfen-Persönlichkeit«

Säuglinge und Kleinkinder, die später Heuschnupfen entwickeln, fallen früh durch ihre Irritabilität (Störanfälligkeit) und Hyperreagibilität (körperliche Übererregbarkeit) auf. Sie haben viele kleine »Schwächen«, beispielsweise Sehstörungen oder Augenfehlstellungen. Sie weinen schneller als andere Kinder und haben häufiger Infekte der oberen Luftwege. Auch Kinderkrankheiten wie Windpocken laufen heftiger ab. Bei den Vorsorgeuntersuchungen werden diese Abweichungen bemerkt, wobei Ärzte die betroffenen Kinder oft von vorneherein aufmerksamer untersuchen, weil die Eltern wegen der zahlreichen kleinen Störungen besorgt sind. Viele dieser Kinder entwickeln vorübergehend eine atopische Dermatitis und zeigen Nahrungsmittelunverträglichkeiten.

Schon früh stechen aber auch außergewöhnliche Talente ins Auge. Es sind liebe, freundliche und hilfsbereite Kinder, die jeder Erzieherin oder Grundschullehrerin Freude bereiten. Doch schon in diesem Alter zeigt sich der unvermittelte Wechsel zwischen himmelhochjauchzend und zu Tode betrübt: Gerade wurde noch schallend gelacht, und schon fließen die Tränen. Im Schulalter fällt nicht nur die Entscheidung über ihren Lebensweg, sondern auch über die Entwicklung der Atopie. Man kann zwei Typen der Heuschnupfen-Persönlichkeit unterscheiden:

Die erhöht Sensiblen

Sie arrangieren sich mit ihren Unzulänglichkeiten und suchen die windstillen Ecken, in denen ihnen nichts zustoßen kann. Das sind die ständig schniefenden Dauerkunden in den Apotheken, die jeder so nimmt, wie sie erscheinen: schutzbedürftige, grenzenlos anpassungsfähige, auf Anerkennung hoffende Menschen, die niemandem etwas streitig machen. Meistens in sozialen Berufen tätig, sind sie bemüht, ihre Schwächen mit Umsicht, Genauigkeit und Zuverlässigkeit zu kompensieren. Viele Betroffene, Jungen häufiger als Mädchen, schlagen unbewusst einen anderen Weg ein. Sie sind die Sorge der Eltern um ihre Gesundheit leid, sie versuchen sich mit ihren Problemen zu arrangieren, spielen ihre Symptome herunter und stehen Arztbesuchen zunehmend kritisch gegenüber. Als würden sie die Zusammenhänge erahnen, wehren sie sich gegen die Bemutterung und besinnen sich auf ihre Stärken. Oft kehrt sich die Fürsorglichkeit um, indem sich die Kinder darum bemühen, die Eltern zu beruhigen, und ihnen versichern, dass alles zum Besten stehe und sie sich keine Sorgen machen sollten. Junge Heuschnupfenpatienten und ihre Eltern bieten noch mehr als »Asthmafamilien« ein Bild des absoluten Einvernehmens und der sozialen Stabilität.

Die Sensitiven

Bei ihnen handelt es sich um Menschen, die durch ihr rationales Denken gesteuert werden und ihre Gefühle unterdrücken. Sie verfügen über hervorragende kognitive Fähigkeiten und eine beachtenswerte Merkfähigkeit. Gut gebildet, hilfsbereit, fleißig, außergewöhnlich sozial verantwortlich, finden sie im Beruf Erfüllung und Anerkennung und erbringen oft weit über die Erwartungen hinausreichende Leistungen. Sie überwinden die Krankheit, indem sie ihre Empfindsamkeit und Empathie in ihren beruflichen und privaten Beziehungen einsetzen – sofern sie in der Lage sind, beides voneinander zu trennen.

Was können Eltern für ihre heuschnupfenkranken Kinder tun?

Der Heuschnupfen entwickelt sich wie das Asthma bronchiale häufig aus der atopischen Dermatitis. Das heißt, am besten beugen die Eltern der Atopie schon während der Phase der AD-Entwicklung beziehungsweise der oft darauf folgenden Phase des Asthma bronchiale mit den Maßnahmen vor, die ausführlich dargestellt wurden. Wenn sich der Heuschnupfen aus der atopischen Dermatitis oder aus dem Asthma bronchiale früh entwickelt, gelten die gleichen Empfehlungen wie für diese Erkrankungen. Sobald die Eltern den Zusammenhang zwischen der psychischen Entwicklung ihres Kindes und seinen Krankheiten begriffen haben, sollten sie sich bemühen, ihm bei der Entfaltung des Selbstbewusstseins, der Selbstständigkeit sowie der Eigenverantwortlichkeit zu helfen – und zwar so, dass es die Kinder nicht merken. »Schau mal, Mama, was ich kann!« Kinder, deren Lebensmotto ungefähr so lautet, werden seltener krank, weil sie es lernen, mit den Holprigkeiten und Garstigkeiten des Lebens umzugehen, und weniger Stress erleben.

Im fortgeschrittenen Schulalter verringern sich die Möglichkeiten der Eltern, in den Heilungsprozess helfend einzugreifen: Sie nehmen praktisch mit jedem Schuljahr ab. Im Unterschied zur atopischen Dermatitis des Säuglings- und Kindesalters sind die Weichen für die Entwicklung bei den älteren Heuschnupfenpatienten längst gestellt. Sobald die Jugendlichen durch die Ausbildung und den Beruf Abstand zum Elternhaus herstellen, arrangieren sie sich mit ihren Eigenschaften und ihrem körperlichen Handicap, was auch damit zusammenhängt, dass ihre gesundheitlichen Probleme nicht lebensbedrohlich sind. Wenn sie ihren Weg gehen, ihren Leistungsbereich richtig einschätzen, einen verständnisvollen Partner und ein entsprechendes berufliches Umfeld finden, verliert sich die Krankheit oft fast von selbst.

MEDIZINISCHE BEHANDLUNGSEMPFEHLUNGEN

Unsinnige Vermeidung

Bei der Lungen- und HNO-ärztlichen Behandlung ist die »Vermeidung von Triggern« wesentlicher Teil des Behandlungskonzepts. Wie die Vermeidungsempfehlungen bei der Neurodermitis sind diese Empfehlungen oft absolut wirklichkeitsfremd, schränken die Lebensqualität bis zur Unerträglichkeit ein und verstärken die Angst sowie die Hauptursache der Krankheit: die Empfindlichkeit gegenüber diesen Reizen. Eine Auswahl weitverbreiteter Empfehlungen zeigt, dass die Vermeidung nicht zur Besserung oder gar Heilung führen kann:

- Heuschnupfenpatienten sollen Pollenflugkalender beachten und sich ständig via Radio, Zeitungen und vor allem im Internet (Pollenflug-App) über den aktuellen Pollenflug informieren.
- Sie sollen ihre Reisegewohnheiten überdenken: Empfohlen werden das Hochgebirge (Höhen oberhalb von 2000 Metern), Küstenbereiche und Inseln.
- Sie sollen Regenschauer und die Zeit kurz danach für Spaziergänge nutzen.
- Auf dem Land lebende Heuschnupfenpatienten sollen erst abends zwischen 19 und 24 Uhr lüften. Wer in der Stadt lebt, lüftet besser frühmorgens.
- Außerdem sollen Heuschnupfengeplagte Pollenschutzgitter am Fenster anbringen und vor allem das Schlafzimmer pollenfrei halten.
- Sie sollen sich außerhalb des Schlafzimmers ihrer Straßenkleidung entledigen und sich vor dem Zubettgehen die Haare waschen.
- Im Wohnbereich sollen sie nasse Tücher aufhängen, an denen die Pollen hängen bleiben.
- Zudem sollen sie, ausgestattet mit FFP3-Feinstaubmasken, möglichst täglich staubsaugen.
- An Tagen mit Pollenbelastung sollen sie sich nicht körperlich anstrengen und vorsorglich Medikamente einnehmen.

Die symptomatische medikamentöse Behandlung

Die lästigen Beschwerden lassen sich mithilfe von Medikamenten effektiv lindern. Sie richten sich gegen die Entzündung, zu der es im Rahmen der allergischen Reaktion kommt. Folgende Medikamente kommen bei der symptomatischen Heuschnupfentherapie zum Einsatz:

Antihistaminika

Sie blockieren die Andockstellen (Rezeptoren) des Entzündungsbotenstoffes Histamin, sodass dieser seine Wirkung nicht mehr entfalten kann. Die Medikamente wirken sehr schnell, meist schon nach etwa einer Stunde. Deswegen eignen sie sich zur Linderung bereits bestehender Heuschnupfenbeschwerden. Antihistaminika können sowohl zur lokalen Heuschnupfentherapie in Form von Nasensprays (wie zum Beispiel Livostin®, Levocabastin) oder als Augentropfen (wie zum Beispiel Vividrin®, Azelastin) angewendet werden. Antihistaminika sind rezeptfrei in der Apotheke erhältlich und sollten am Abend vor dem Schlafengehen eingenommen werden, weil auch die neue Generation der Antihistaminika die Reaktionsfähigkeit etwas einschränkt. Ihre Wirkung hält in der Regel circa 24 Stunden an.

Abschwellende Nasensprays

Abschwellende Nasensprays bieten schnelle Hilfe bei Heuschnupfen, wenn die Nase zugeschwollen ist. Es besteht allerdings die Gefahr, dass die Nasenschleimhäute austrocknen, was die allergischen Reaktionen verstärken kann. *Dexpanthenolhaltige Salbe* zur Pflege der gereizten Nasenschleimhaut ist ebenso empfehlenswert.

Kortison

Da die Glukokortikoide eine starke Wirkung haben, werden sie in der Heuschnupfentherapie normalerweise nur bei sehr ausgeprägten Beschwerden verschrieben. Zur Anwendung kommen kortisonverwandte Substanzen entweder lokal als Nasensprays oder als Tabletten.

Mastzellstabilisatoren

Die Wirkstoffgruppe stabilisiert die Mastzellen, sodass diese weniger Entzündungsbotenstoffe freisetzen. Mastzellstabilisatoren (etwa INTAL N®, DNCG®, Cromoglicinsäure oder Nedocromil) wirken nicht sofort und lindern keine bereits eingetretene allergische Reaktion. Sie wirken ausschließlich lokal in verschiedenen Zubereitungen wie Nasensprays, Augentropfen und Dosieraerosole. Sie sollten mindestens eine Woche vor dem erwarteten Pollenflug eingenommen werden. Die Wirkdauer beträgt nicht mehr als sechs Stunden, weswegen diese Medikamente mindestens viermal täglich angewendet werden müssen. Ihre antiallergische Wirkung ist nicht immer ausreichend, sodass oft ergänzend andere Mittel eingesetzt werden.

Leukotrienrezeptor-Antagonisten

Diese Substanzgruppe blockiert die Wirkung der Entzündungsbotenstoffe. Das Medikament Singulair® (Montelukast) ist verschreibungspflichtig und wird als Tablette oder Kautablette angeboten.

Nicht-medikamentöse Behandlungsmöglichkeiten

Die Abklärung der möglichen Allergie

Bei Kleinkindern sind Heuschnupfensymptome selten. Bei einer deutlichen familiären Veranlagung zur Allergie sollte grundsätzlich eine frühzeitige Abklärung erfolgen und bei positivem Befund eine spezifische Immuntherapie eingeleitet werden. Die Desensibilisierung ist beim allergischen Heuschnupfen die einzige ursächliche wirksame Therapie.

Ab dem Schulkindalter können die Eltern die Eigenverantwortlichkeit des Kindes fördern, indem sie es ihm überlassen, sich selbst über diese Zusammenhänge bei einem Facharzt informieren und beraten zu lassen. Sie sollten den Arzt aber darüber aufklären, dass ihnen an der Durchführung der Therapie gelegen ist. Auch diese selbst sollten sie in die Verantwortung des Kindes legen.

Nasendusche

Eine bewährte wirkstofffreie Behandlung ist die Nasenspülung. Nasenduschen sind in Drogeriemärkten und Apotheken erhältlich. Da sich Kinder oft nur schwer zu der Anwendung motivieren lassen, ist es hilfreich, wenn die Eltern die Nasenspülung zuerst bei sich selbst durchführen und das Kind danach den Ablauf nachahmt. Kleinere Patienten können die Nasenspülung noch nicht allein benutzen. Hier sollten die Eltern Hilfestellung leisten. Bei akuten Erkrankungen wie Schnupfen oder Nasennebenhöhlenentzündung wird bis zu dreimal täglich gespült. Heuschnupfenpatienten können im akuten Stadium jeden Abend die Pollen »herausspülen« und damit allergische Symptome lindern. Bei Hausstauballergie ist eine morgendliche Nasendusche angeraten.

Mikroökologische Untersuchung der Nasenschleimhaut

Die Untersuchung eines Abstrichs von der Nasenschleimhaut in einem mikroökologischen Labor ist empfehlenswert, auch wenn derzeit die Effektivität der probiotischen Behandlung des Heuschnupfens noch nicht abschließend geklärt werden konnte. Zum Einsatz von Probiotika bei Heuschnupfen liegt eine Reihe randomisierter, placebokontrollierter Studien vor. Diese zeigen zwar, dass die Mikroorganismen nasale Beschwerden wie eine verstopfte Nase und Juckreiz lindern und somit die Lebensqualität verbessern können, aber es fand sich bisher kein starker Beweis für eine präventive oder therapeutische Wirkung der Zubereitungen.

Auch die indirekte positive Wirkung von Darmsanierungen wurde bislang nicht bestätigt, sodass es derzeit keine Empfehlungen für Heuschnupfenpatienten gibt.

Die begleitende homöopathische Behandlung

Die Behandlung der sogenannten akuten Bagatellerkrankungen des Säuglings und des Kleinkindes hat in der deutschen Kinderheilkunde eine weit zurückreichende Tradition. Zur Anwendung kommen »Niedrigpotenzen«, d. h. verdünnte Zubereitungen, in denen der Wirkstoff im Gegensatz zu den »Hochpotenzen« jedoch nachweisbar ist. Diese Substanzen bewahren die Kleinen oft vor unnötigen symptomatischen Behandlungen mit nebenwirkungsreichen Medikamenten.

Das homöopathische Simile-Prinzip entspricht im Grunde genommen der spezifischen Immuntherapie, der Desensibilisierung. Der Allergiekranke wird mit der verdünnten Substanz des Allergens behandelt, die bei ihm zur Krankheit führt. Insofern ergänzen sich die spezifische Immuntherapie und die naturwissenschaftlich-kritische Homöopathie. Bitte beachten Sie auch die Literaturempfehlungen und Erläuterungen zu homöopathischen Verfahren.

Die trockene, verstopfte Nase

Ammonium carbonicum D 3
Sambucus D 1 – D 3

Der Fließschnupfen

Allium cepa D 4 (scharfes, wundmachendes Sekret)
Eupatorium D 4 (viel Niesen, viel Sekret)
Euphrasia D 4 (mildes Nasensekret, wundmachende Tränen)
Luffa D 6 (Nase nicht verstopft, Sekret fließt)

Bei allergischer Rhinitis

Sulfur D 12 (rote Naseneingänge, wundmachendes Sekret)

Falldarstellung

Die 30-jährige Bibliothekarin und ihr Mann, ein Lehrer, lebten mit der zweijährigen Tochter dort, wo die Deutschen am glücklichsten sind, in Schleswig-Holstein. Davon hatten sie immer geträumt, von einem alten Bauernhaus am See mit Hühnern, Ziegen, Ponys, Hund und Katze und sieben Kindern. Und so freuten sich die drei auf die nächste Tochter.

Johanna kam termingerecht und komplikationslos per Kaiserschnitt zur Welt. Sie wurde ein halbes Jahr gestillt und nicht geimpft. Die kleinen Infekte wurden homöopathisch behandelt. Alles so, wie die Eltern es auch mit der ersten Tochter gehalten hatten. Und doch war bei Johanna irgendwie alles anders. Sie war zarter und verletzlicher. War die ältere Schwester eine Dauerschläferin, schlief Johanna schlecht und schrie sich oft die Seele aus dem Leib, wenn sie gebadet werden sollte. Wasser mochte sie überhaupt nicht. Alle Versuche, ihr die Wasserscheu abzugewöhnen, scheiterten, bis den Eltern klar wurde, dass Johanna empfindlich auf warmes Wasser reagierte.

Auch beim Stillen gab es Probleme. Da Johanna Kuhmilch und Getreide über die Muttermilch nicht zu vertragen schien und am ganzen Körper rote Flecken bekam, wurde sie nach sechs Monaten abgestillt. Die Kleine habe Neurodermitis, meinte der Kinderarzt. Dazu kamen Molluscen (Dellwarzen), und als sie auch noch an den Windpocken erkrankte, sah Johanna wie ein Streuselkuchen aus. Der Kinderarzt behandelte diese Probleme mit homöopathischen Kügelchen wie Rhus toxicodendron, mit schwarzem Tee und Ringelblumensalbe.

Die Untersuchung auf Allergien mit dem Bioresonanzgerät hatte den Verdacht auf Nahrungsmittelallergien bestätigt, und so bekam Johanna Ziegenmilch und Dinkelbrot. Weiteren vermeintlichen Ergebnissen der Bioresonanztherapie gingen die Eltern nicht nach und ernährten Johanna weitgehend normal. Auch die Dinkel- und Ziegenmilchdiät beendeten sie nach einigen Wochen. Gegen den Rat des Arztes begannen sie mit der schrittweisen

Einführung von Weizen und Kuhmilch, und ihnen wurde schnell klar, dass das Ganze lediglich eine Frage der Dosierung war. Auch Johanna lernte, dass sie Joghurt besser vertrug als Milch (Joghurt enthält generell weniger Laktose als Kuhmilch). Im dritten Lebensjahr war all das Vergangenheit, und die Neurodermitis war verschwunden wie ein Spuk.

Schon früh hatte Johanna oft eine verstopfte Nase, und diese Probleme nahmen im Schulalter zu. Seit dem 13. Lebensjahr musste sie ständig niesen und zupfte sich an den Wimpern und den Augenbrauen herum. Wegen ihrer ausgeprägten Tierliebe lag der Verdacht auf eine Tierhaarallergie nahe. In einem Haushalt, in dem es vor Haustieren nur so wimmelte, wollte man dieser Vermutung gar nicht so genau nachgehen. Auch Johanna lehnte die Untersuchung ab. Erst unter dem Leistungsdruck des bevorstehenden Abiturs nahmen die Symptome derart zu, dass sie einem Allergietest zustimmte. Es stellte sich eine Katzenhaar- und Hausstaubmilbenallergie heraus. Weder ihre Mutter noch ihr Vater hatten jemals Allergien, aber ein Onkel war Allergiker. Die fachärztlichen Empfehlungen gingen sowohl Johanna als auch den Eltern viel zu weit. Das halbe Haus war mit Teppichböden ausgelegt, sollten die alle rausgerissen und die Katzen weggegeben werden? Johanna liebte ihren Kater über alles und sprach sich gegen jede Änderung der Lebensweise aus. Und die Eltern wunderten sich, dass Johanna auch ohne Medikamente immer weniger reagierte, selbst wenn sie intensiv mit ihrem Kater kuschelte.

Johanna war zeitlebens eine Kämpferin. Trotz ihrer frühen gesundheitlichen Probleme (oder vielleicht gerade deshalb) entwickelte sie außergewöhnliche Begabungen. Sie liebte nicht nur Katzen, sondern auch Ponys und Pferde. Reiten im Gelände bedeutete ihr alles. Mehrere Jahre gehörte sie zu den besten Junioren Deutschlands und gewann zahlreiche Championate.

Johanna verfügt bis heute über eine phänomenale Merkfähigkeit, absolvierte ohne besondere Anstrengung ihr Abitur und ein Lehramtsstudium mit dem Hauptfach Sport. In ihrer Freizeit engagiert sie sich unentgeltlich als Reitlehrerin für Nachwuchsreiter oder begleitet Rollstuhlfahrer zu Sportwettbewerben. Johanna ist für ihre Eltern die freundlichste, einfühlsamste und hilfsbereiteste junge Frau, die sie sich vorstellen können. Das einzige Problem besteht in ihrer Dünnhäutigkeit. Johanna spricht ungern über Gefühle. Es reicht ein falsches Wort, und schon fließen die Tränen. Jeder, der Johanna kennt, vermeidet deshalb unbedachte Äußerungen, zumal sie eigentlich nie Anlass für Verärgerung bietet.

Die Eltern haben oft und viel über ihre Tochter nachgedacht, ob es nur die Veranlagung der mütterlichen Familie war, die ihr zu schaffen machte, oder ob sie vielleicht doch selbst zu diesem holprigen Start ins Leben beigetragen hatten. Sie sprachen ungern darüber, aber irgendwann räumten sie in einem Gespräch mit dem ehemaligen Kinderarzt ein, dass die ersten beiden Lebensjahre für Johanna belastend gewesen sein mussten. Die Sanierung des alten Bauernhauses, die damit einhergehenden finanziellen Sorgen, beruflicher Stress des Vaters und das Hausfrauendasein der Mutter hatten damals zu einem ernsten Konflikt geführt, an dem die Ehe fast zerbrochen wäre. Das war an Johanna sicher nicht spurlos vorübergegangen. Diese frühen Erfahrungen waren möglicherweise schwerwiegender, als die Eltern es sich damals eingestehen konnten.

DIE ALLERGIEN

In Bezug auf den atopischen Formenkreis geht es stets um die sogenannten IgE-vermittelten Allergien des Sofort-Typs. Man unterscheidet dabei *inhalative* beziehungsweise *aerogene Allergien* von *Nahrungsmittelallergien*. Allergien gegen Baumpollen werden nicht selten von fast ebenso starken *Kreuzallergien* gegen Steinobst und Nüsse begleitet. In Tabelle 4 im Anhang finden Sie die wichtigsten Kreuzallergien.

Die Begriffe Pseudoallergie, Nahrungsmittelunverträglichkeit oder Nahrungsmittelintoleranz werden im allgemeinen Sprachgebrauch fälschlicherweise oft synonym für Allergie verwendet. Die *Pseudoallergie* (oder pseudoallergische Reaktion) bezeichnet eine Unverträglichkeitsreaktion, die einer IgE-vermittelten allergischen Reaktion ähnelt, ohne dass sie immunologisch nachweisbar wäre. Die häufigsten Auslöser sind Arzneimittel und Lebensmittelzusatzstoffe.

Bei einer *Nahrungsmittelunverträglichkeit* oder *-intoleranz* ist der Organismus nicht in der Lage, bestimmte Nahrungsbestandteile zu verdauen beziehungsweise über den Stoffwechsel zu verwerten, meist weil ihm bestimmte Enzyme fehlen. Im engeren Sinn handelt es sich um Unverträglichkeitsreaktionen ohne toxischen und/oder allergischen Hintergrund: Der Körper produziert keine IgE-Antikörper.

DIE IGE-VERMITTELTE ALLERGIE DES SOFORTTYPS (TYP 1)

Dabei handelt es sich um eine überschießende krankhafte Abwehrreaktion des Immunsystems auf bestimmte normalerweise harmlose Umweltstoffe (Allergene). Diese Reaktion beginnt mit vermehrter Produktion von IgE-Antikörpern nach einem ersten Allergen-Kontakt. Das Allergen wird als vermeintlicher Feind erkannt, der zukünftig bekämpft werden soll.

Beim zweiten Kontakt greifen sich die IgE-Antikörper die eingedrungenen Allergene und transportieren sie zu der inzwischen mit Histamin angefüllten Mastzelle. Die schüttet jetzt Histamin aus, um die angeblichen Angreifer zu vernichten.

DIE IgE-VERMITTELTE ALLERGIE DES SOFORT-TYPS

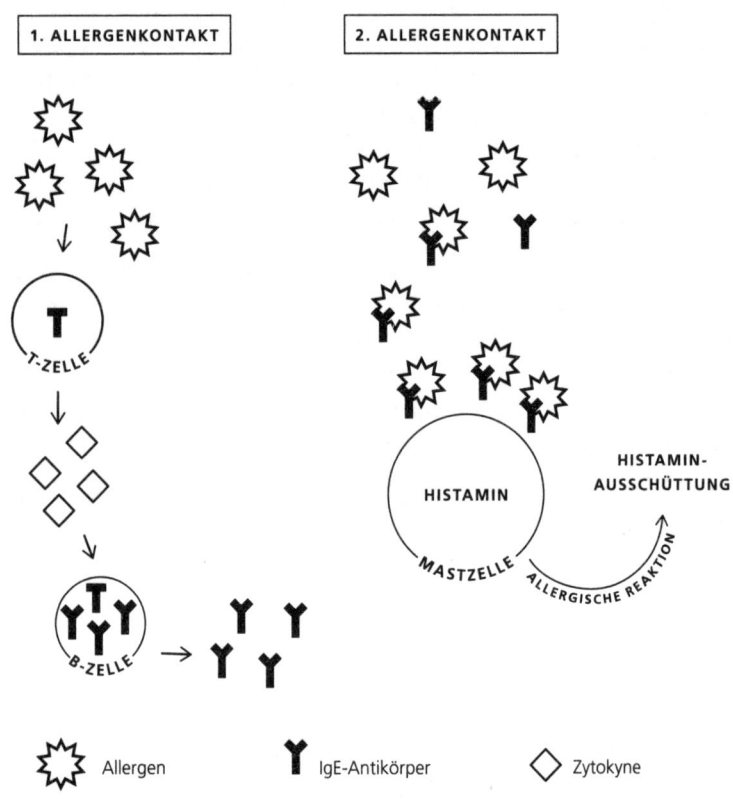

Die Allergie ist wahrscheinlich keine eigenständige Krankheit, sondern gehört zu den Erkrankungen des atopischen Formenkreises. Diese können in beliebiger Kombination auftreten. Etwa die Hälfte tritt in Kombination mit einer oder mehrerer Allergien auf.

Die Ursache für die starke Zunahme der Allergien von einem Prozent im Jahr 1960 auf 48 Prozent ein halbes Jahrhundert später ließ sich bislang nicht ausmachen. Es wurde weder ein verantwortliches Gen noch ein Faktor gefunden, den man für die Entwicklung der Allergien verantwortlich machen könnte. Die Annahme, dass es sich um eine überwiegend genetisch determinierte Überempfindlichkeit des Immunsystems handelt, ist eine Hypothese, die bis heute wissenschaftlich nicht bestätigt werden konnte. Die Epidemiologen vermuten die Ursache im westlichen Lebensstil.

PSYCHOSOMATISCHE ASPEKTE DER ALLERGIE

Von dem US-amerikanischen Psychologen und Philosophen William James (1842–1910) ist folgende Einsicht überliefert: »Man flieht nicht, weil man Angst hat, sondern man hat Angst, weil man flieht.« Übertragen auf die Allergie bedeutet das: In dem Maß, wie die Patienten aufhören zu vermeiden, verlieren sie ihre Angst vor der Allergie und verringern sich ihre Empfindlichkeit und allergische Reaktionsbereitschaft. Tatsächlich sind mehr oder weniger realitätsfremde Vermeidungsempfehlungen ein wesentlicher Teil der medizinischen Leitlinien. Der Fehlalarm wird geradezu erlernt.

Ein Beispiel: Frau K. war gerade in einer Mutter-Kind-Klinik angekommen, als ihr eine Katze über den Weg lief. Hochallergisch gegen Katzenhaare, erregte sie diese Tatsache so sehr, dass sie die Kur sogleich abbrechen wollte. Völlig aufgelöst wandte sie sich deshalb an die Leiterin der Klinik. Diese bat sie, Platz zu nehmen, und versicherte Frau K., dass sich schon Dutzende Katzenhaarallergiker ohne ernsthafte Zwischenfälle hier aufgehalten hätten.

Außerdem erklärte sie ihr, dass die Tiere ein Teil des Therapiekonzepts seien. Die Ärzte seien in der Lage, jede bedrohliche Reaktion sofort wirksam zu behandeln, was bislang noch nie notwendig gewesen war. Frau K. meinte, dass sie besonders stark auf Katzenhaare reagiere und sofort spüre, wenn sich eine Katze im Raum aufgehalten habe. Das führe bei ihr unmittelbar zu einem Asthmaanfall. Frau K. saß währenddessen auf einem Besuchersessel, auf dem der Kater, dem sie begegnet war, seinen Mittagsschlaf zu halten pflegte. Frau K. erlitt keinen Anfall und war auch während der drei darauffolgenden Wochen beschwerdefrei.

Die Macht der unbewussten Emotionen

Die Annahme, dass unsere Eindrücke und die daraus entstehenden Empfindungen überwiegend von unseren kognitiven Fähigkeiten, der Vernunft und dem Gewissen im obersten Kontrollzentrum,

DAS LIMBISCHE SYSTEM ODER DAS »SÄUGERHIRN«

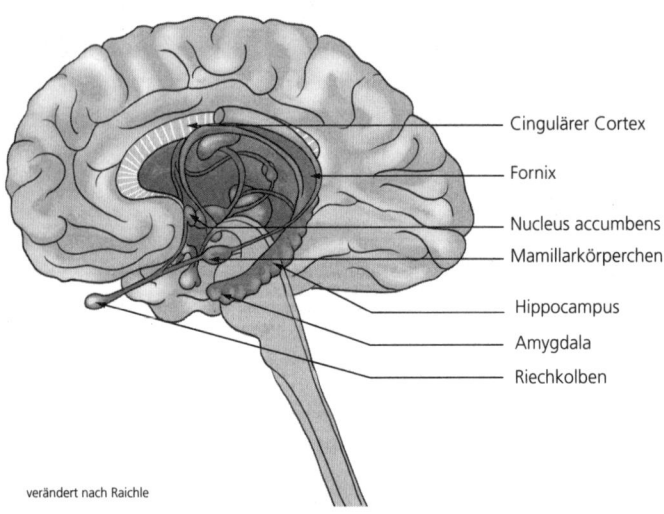

verändert nach Raichle

bestimmt werden, entspricht nur unserem Wunschdenken. Einer der weltweit angesehensten Hirnforscher, der US-Amerikaner Michael Gazzaniga, geht von komplexen Strukturen und größtenteils dem menschlichen Bewusstsein unzugänglichen Abläufen aus. Das Empfinden eines einheitlichen Bewusstseins sei lediglich eine Illusion, die unser Gehirn selbst hervorbringe. Das menschliche Bewusstsein entstehe im Zusammenwirken zahlreicher Teilsysteme; Bewusstsein, das wir als »Ich« auffassen, entspreche nur dem Erklärungsbedürfnis unserer dominanten Hirnhälfte [36].

Ein Blick in die Black-Box des Unterbewusstseins

Unsere Wahrnehmungen passieren auf dem Weg zum Großhirn, wo man den Sitz des Bewusstseins vermutet, das *limbische System*, das bei Mensch und Tier für die verhaltenssteuernden, lebenserhaltenden Triebe verantwortlich ist. Bei den Säugetieren werden alle Handlungsentscheidungen auf dieser Ebene getroffen. Es reguliert die für die soziale Natur der Säugetiere typischen Empfindungen wie die Sorge um den Nachwuchs, die Angst, Liebe, Lust, den Spieltrieb und das Lernen durch Nachahmen. Es dient der Verarbeitung von Wahrnehmungen, führt unter anderem durch Ausschüttung von Endorphinen, das heißt körpereigenen Opioiden, zu Emotionen und steuert damit das Triebverhalten. Diese Strukturen sind dem Menschen erhalten geblieben, inzwischen aber mit dem Großhirn verschaltet. Die Entstehung von Emotionen und Triebverhalten wird beim Menschen im Zusammenspiel mit dem Großhirn verstanden, kann aber entsprechend der Intensität einer Wahrnehmung primär unbewusst vom limbischen System gesteuert werden.

Angst ist ein wesentlicher Teil unserer unbewussten Emotionen

Angst und Furcht sind elementare lebenserhaltende Reaktionen auf bedrohliche Situationen. Von Geburt an vorhanden oder durch Erfahrungen erlernt, erwerben Tier und Mensch damit die Fähigkeit, sich einer bedrohlichen Situation durch Flucht zu entziehen oder sich zu wehren. Die Mechanismen der Angst zählen inzwischen zu den am besten erforschten physiologischen Eigenschaften des zentralen Nervensystems. Joseph LeDoux, Neurowissenschaftler und Hochschullehrer am Center for Neural Science an der New York University, hat die zugrunde liegenden Mechanismen als einen *Schaltkreis der Angst* beschrieben, der über zwei Wege Informationen verarbeitet: einmal schnell, grob und fehleranfällig und einmal langsam, aber durch genaue Analyse überprüft [37].

Die Amygdala beziehungsweise der Mandelkern, eine paarige Struktur des limbischen Systems, ist für die primäre emotionale Verarbeitung der Wahrnehmungen verantwortlich, sie dient sowohl dem Tier wie dem Menschen als eine Art Alarmanlage. Innerhalb von wenigen Millisekunden bewertet sie Situationen und schätzt Gefahren ein. Der Anblick einer Gestalt, ein eigenartiges Geräusch, ein seltsamer Geruch, aber auch eine unerwartete Berührung können schon nach einmaliger Begegnung Angst auslösen. So fürchten sich Labormäuse, die nie in Freiheit gelebt haben, wenn sie den Geruch einer Katze wahrnehmen. Ausgangspunkt dieser Emotion ist der Thalamus, das Tor zum Bewusstsein. Erhält er einen emotionalen Reiz, beispielsweise ein lautes Reifenquietschen, leitet er einen groben Sinneseindruck direkt weiter zur Amygdala. Dort werden die vorhandenen Verhaltensprogramme mit blitzschnellen Reaktionen des Stammhirnes aktiviert. Dieser kurze, sehr empfindliche Weg des Angst-Schaltkreises kann aber auch falschen Alarm auslösen: Wenn wir beispielsweise vor unserem eigenen Schatten erschrecken. Zusätzlich zu der Sofortreaktion leitet der Thalamus deshalb eine Kontrolle im Hippocampus ein, wo die Wahrnehmung genauer überprüft wird. Beim Menschen leitet der Hippocampus die Informationen zur kognitiven Verarbeitung an das Großhirn weiter. Dort werden die Eindrücke genauer analysiert und ermöglichen uns, die Angstreize differenzierter wahrzunehmen.

DER KURZE UND LANGE WEG DES ANGSTZYKLUS

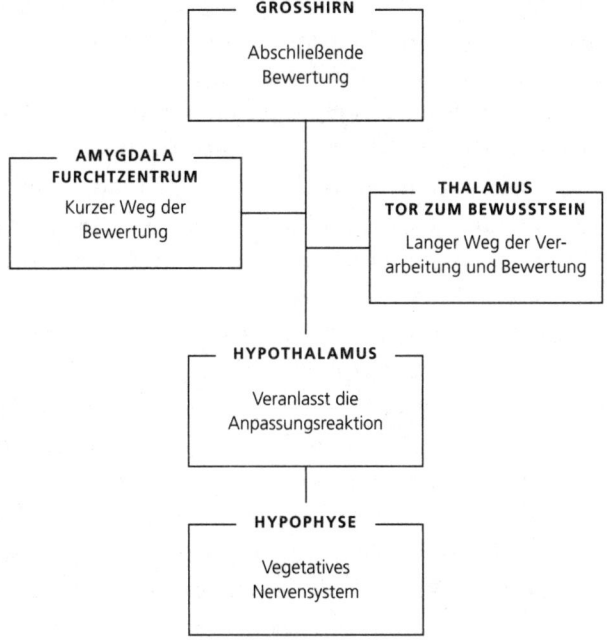

Zudem kommen auf diesem »Umweg« auch bewusste Erinnerungen an unangenehme oder angstauslösende Situationen ins Spiel. Bis die Informationen beim Menschen über das Großhirn zurück zur Amygdala gelangen, vergeht doppelt so viel Zeit wie auf dem direkten Weg vom Thalamus zur Amygdala. Schon der Hippocampus kann einen Fehlalarm erkennen. Er kann die Furcht verringern, indem er die Merkmale feiner analysiert und einen Reiz als ungefährlich bewertet. So kommt es, dass wir vor unserem eigenen Schatten erschrecken – und nur Sekundenbruchteile später erleichtert und amüsiert aufatmen, weil wir merken, dass wir einem Fehlalarm aufgesessen sind.

Angeborene und erlernte Ängste

Im Säuglingsalter gleicht die zentralnervöse Situation des Menschen der des Säugetiergehirns. Der Säugling ist noch nicht zur kognitiven Verarbeitung der Wahrnehmungen in der Lage. Die Veranlagung zur erhöhten Sensibilität (Alarmbereitschaft) ist entweder genetisch angeboren oder wird durch frühkindliche Erfahrungen epigenetisch erlernt, das heißt umkehrbar erworben. Wenn ängstliche Eltern auf jede Regung des Kindes eingehen, wird es so zur erhöhten Sensibilität erzogen. Verhaltensforscher wissen: Ängste sind sehr leicht erlernbar. Affen fürchten sich vor Schlangen, sobald sie eine entsprechende Emotion bei einem Artgenossen als Reaktion auf den Anblick einer Schlange beobachten. Evolutionär sind solche erlernten Angstneigungen grundsätzlich von großem Vorteil für das einzelne Lebewesen. Aber auch positive Reize können durch Lernprozesse mit Gefahr in Verbindung gebracht werden und später Angst auslösen. Wenn ein solcher Reiz gleichzeitig mit einem unangenehmen Reiz wie Schmerz auftritt, färbt die Angst, die der unangenehme Reiz auslöst, auf den bisher positiven Reiz ab. Verhielt sich ein Kind beispielsweise beim Anblick des Kinderarztes bislang ruhig, zeigt es nach einer Impfung womöglich Angst. Diese Angst wird das Kind umso mehr speichern, wenn es durch übertriebenes Mitgefühl der Eltern darin bestärkt wird. Gehäufte Fehlalarme sind die Voraussetzung für die Entwicklung der Allergie.

Die aktive Auseinandersetzung statt Vermeidung

Die aktive Auseinandersetzung mit der Natur und der Tierwelt sowie der Verzicht auf überflüssige Diäten und überzogene biologische Ernährungsgewohnheiten können helfen, die Angst vor vermeintlichen Gefährdungen abzubauen. Die Voraussetzung für eine solche Behandlungsweise ist die vertrauensvolle Zusammenarbeit mit den Eltern der allergiekranken Kinder. Bei den meisten bestehen zunächst erhebliche Vorbehalte, da sie bislang

DIE NIEDRIGE REIZSCHWELLE DER SPS STEIGERT DAS RISIKO FÜR FEHLALARME

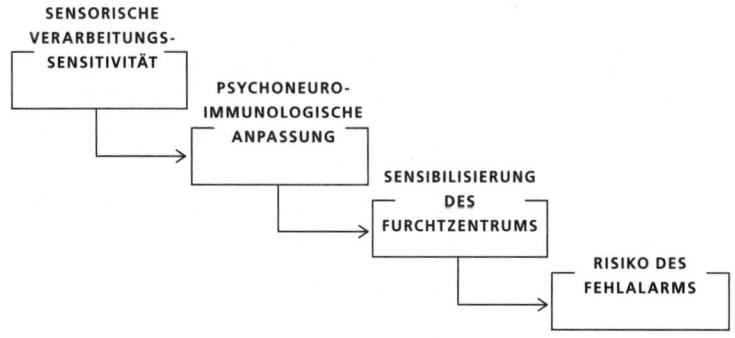

das genaue Gegenteil gehört und gelesen haben. Viele sind selbst atopisch veranlagt und mit Vermeidungsempfehlungen aufgewachsen. Da diese Entbehrungen und die damit verbundenen medikamentösen Behandlungen bei nahezu keinem von ihnen jemals zu einer anhaltenden Besserung geführt haben, sind die allermeisten Eltern für diese Kehrtwende zu gewinnen. Der Hinweis, dass auf dem Land lebende Kinder, umgeben von allem, was nach Meinung von Allergologen krank macht, selten Allergien entwickeln, überzeugt oft endgültig.

Aktive Auseinandersetzung mit den Allergien heißt nicht, dass man sich bei einer bekannten Allergie vorsätzlich dem Allergen aussetzt, vielmehr gelangt man zu der Überzeugung, die Allergie überwinden zu können. Der Weg ist die systematische, schrittweise Annäherung an das Allergen durch die spezifische Immuntherapie.

Achtung: Die strikte Vermeidung einer bekannten Allergie ist dann notwendig, wenn es sich um eine hochgradige Allergie gegen Nahrungsmittel und Insektengifte, beispielsweise eine Bienengiftallergie, handelt. Diese Allergien können zu einer unter Umständen lebensbedrohlichen Anaphylaxie und zum Kreislaufschock führen. Spezifische Immuntherapien gegen solche Allergene müssen mit der größten Vorsicht durchgeführt werden. Der Einstieg in die Behandlung einer Bienengiftallergie wird deshalb oft stationär durchgeführt.

Bei hochgradigen Nahrungsmittelallergien beginnen wir mit 0,001-prozentiger Konzentration und steigern uns in kleinsten Schritten. Auf diese Weise haben wir auch solche Allergien komplikationslos innerhalb von 24 Monaten behandelt. Alle Eltern verfügten bis dahin über ein medikamentöses Notfallset, mit dessen Hilfe Anaphylaxien sofort wirksam unterbrochen werden können. Die genauere Beschreibung der Notfallbehandlung folgt im Abschnitt »Behandlung der Allergien«.

DIE ALLERGIEDIAGNOSTIK

Vor allem Eltern von Säuglingen und Kleinkindern sind oft darüber besorgt, was bei der Allergiediagnostik mit den Kleinen angestellt wird. Sind Allergien in diesem Alter überhaupt nachweisbar? Welche Bedeutung haben die Befunde, und kann man Allergien schon so früh behandeln? Selbst unter Ärzten und Experten gehen die Meinungen darüber weit auseinander. Bei genauerem Hinsehen sind es fast ausnahmslos wirtschaftliche Erwägungen, die eine bedarfsgerechte Allergiediagnostik behindern. Die Behandlungen werden in den Krankenhäusern pauschal honoriert, was zwangsläufig zu Einsparungen führen muss. Pharmaunternehmen könnten sehr wirksame Desensibilisierungslösungen für Kinder herstellen, tun es aber nicht, weil es sich wegen der geringen Inanspruchnahme nicht lohnt. Niedergelassene Ärzte verfügen über ein Gesamtbudget für Laborleistungen, was ebenfalls Einschnitte im Bereich der Allergiediagnostik nach sich zieht, für die viele Ärzte selbst nicht ausgebildet sind. Grundsätzlich ist dazu Folgendes festzustellen:

- Allergien sind oft für die Schwere des Verlaufs der anderen atopischen Erkrankungen mitverantwortlich.

- Allergien sind in jedem Lebensalter, selbst im Nabelschnurblut des Neugeborenen, zuverlässig nachweisbar.
- Zur anerkannten Allergiediagnostik gibt es keine Alternativen.
- Eine zuverlässige Diagnose ergibt sich aus verschiedenen Verfahren, der Anamnese, der orientierenden Prick-Testung, serologischen Laboruntersuchungen der spezifischen IgE-Sensibilisierungen und der sogenannten placebogeprüften Provokationen.
- Vonseiten der Krankenversicherungen besteht keine Einschränkung für die Durchführung der bedarfsgerechten Allergiediagnostik.

Merke: *Kenntnisse über die Allergien, ihre Nachweisbarkeit und die Behandlungsmöglichkeiten sind für eigenverantwortlich handelnde Eltern atopiekranker Kinder aus den oben genannten Gründen unverzichtbar.*

Die allergologische Anamnese

Sie gibt wichtige Auskünfte darüber, ob und in welchem Bereich wahrscheinlich eine Allergie besteht. Sie engt den Rahmen ein, sodass überflüssige Untersuchungen unterbleiben, die den Patienten unnötig belasten und beträchtliche Kosten verursachen würden. Eine ausführliche Ernährungsanamnese sollte bei Kindern zur diagnostischen Routine gehören.

Die Prick-Testungen

Sie dienen vor allem der Abklärung von Allergien des sogenannten Soforttyps (Typ I), deren Symptome rasch innerhalb von Minuten oder maximal zwei Stunden auftreten. Für diese Tests werden im Fachhandel erhältliche Testlösungen verwendet. Manche Stoffe, beispielsweise Nahrungsmittel oder Kosmetika, können auch direkt (nativ) an der Haut getestet werden.

Neben einem Tropfen der Testlösung wird als Referenz ein Tropfen Histamin und als Negativprobe ein Tropfen einer physiologischen Kochsalzlösung aufgebracht. Wenn die Allergen-Testlösung nach 15 bis 20 Minuten zu einer größeren Quaddel führt als die Referenzlösung Histamin und die Negativprobe keine Reaktion hervorruft, kann von einer Allergie des Sofort-Typs ausgegangen werden.

Während der Testung liegen Säuglinge und Kleinkinder auf der Brust der auf dem Rücken liegenden Mutter oder des Vaters. So können die Eltern beruhigend auf das Kind einwirken und es sanft festhalten. Das gelingt eigentlich immer relativ problemlos. Falls das zu testende Kind Medikamente gegen Allergien, insbesondere Antihistaminika, innerlich einnimmt, können Prick-Test-Untersuchungen erst nach einigen Tagen Einnahmepause durchgeführt werden.

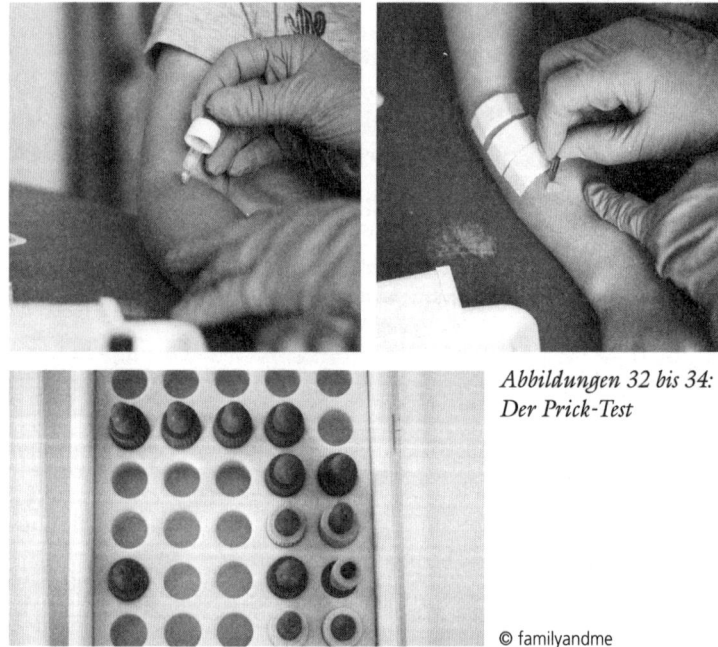

Abbildungen 32 bis 34:
Der Prick-Test

© familyandme

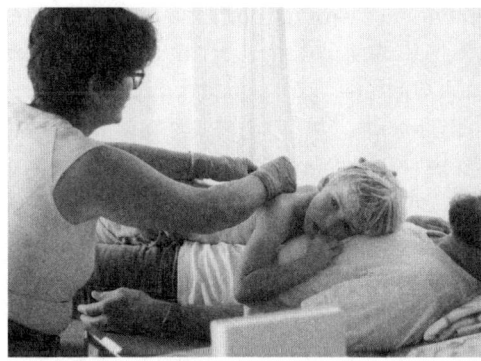 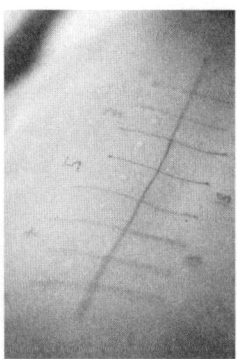

Abbildungen 35 und 36: © familyandme
Großer Prick-Test auf dem Rücken des Kindes

Serologische Untersuchungen

Wenn das Allergenspektrum im Prick-Test eingeengt werden konnte, werden bedeutsame Reaktionen durch die Bestimmung der spezifischen IgE-Antikörper im Blutserum überprüft. Dazu muss Blut entnommen und im Labor untersucht werden. Die Ergebnisse sind üblicherweise innerhalb einer Woche verfügbar. Bei dieser Gelegenheit wird in der Regel das Gesamt-IgE bestimmt, also die Gesamtmenge an Immunglobulin E, die sich gegen bestimmte Stoffe richtet. Die Stärke der spezifischen Sensibilisierungen wird in kU/l ausgedrückt. Werte unter 0.10 kU/l gelten als negativ (Klasse 0). Werte höher als 100,0 kU/l sind Hinweis auf hochgradige Allergien (Klasse 6).

Provokationen

Als Provokationstest werden Methoden bezeichnet, bei denen die fraglichen Beschwerden durch die Verabreichung von Allergenen gezielt hervorgerufen werden. Sie gelten als Bestätigungstests und werden für unterschiedliche Bereiche durchgeführt, beispielsweise bei Atemwegsallergien gegen Pollen, Milben, Tiere oder Schimmelpilze sowie bei Nahrungsmittel- oder Medikamentenallergien.

In den meisten Fällen dient ein Provokationstest zum Ausschluss des Allergens als Ursache von Beschwerden, wenn der Prick-Test und die Blutuntersuchung ergebnislos oder nicht eindeutig ausgefallen sind. Bei klar hohen spezifischen IgE-Werten und anamnestisch bekannten heftigen Reaktionen werden keine Provokationen durchgeführt.

Diese Tests sind im Vergleich zu den anderen diagnostischen Methoden zeitaufwendig und nicht immer ungefährlich. Bei Verdacht auf eine Nahrungsmittelallergie geschieht dies oft im Rahmen einer sicher hypoallergenen Basiskost. Die gezielte Provokation des verdächtigen Nahrungsmittels in steigenden Konzentrationen sollte immer unter stationären Bedingungen in Anwesenheit eines erfahrenen Arztes durchgeführt werden. Idealerweise sollte der Test im Vergleich mit einem Placebo vorgenommen werden. Dreitägige Provokationen, wie sie mitunter praktiziert werden, sind überflüssig. Eine drei Tage dauernde, aussagekräftige Verlaufskontrolle bei einem an Neurodermitis erkrankten Säugling oder Kleinkind ist nicht möglich. Spätestens nach 24 Stunden lässt sich eine Reaktion nicht mehr zuverlässig dem getesteten Nahrungsmittel zuordnen. Tatsächlich müssen Nahrungsmittel, die nach 24 Stunden zu keiner eindeutigen Reaktion geführt haben, nicht vermieden werden. Erfahrungsgemäß reicht es aus, solche Nahrungsmittel zu »dosieren«.

KANN MAN ALLERGIEN VORBEUGEN?

Vorbeugende Allergiediagnostik bei atopisch veranlagten Kindern

Mit der Vorbeugung der Allergien befasst sich die Leitlinie Allergieprävention, auf die sich die folgenden Ausführungen stützen [39]. Bei atopisch veranlagten Familien sollten grundsätzlich das Gesamt-IgE im Serum sowie das spezifische IgE gegen Nahrungsmittel und gegen aerogene Allergene untersucht werden. Bei Neu-

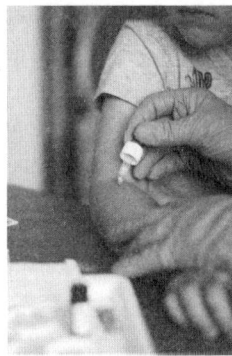 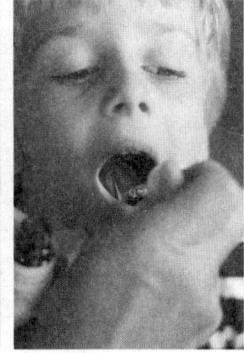 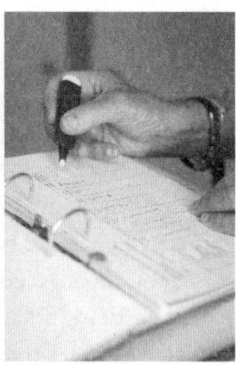

Abbildungen 37 bis 39: © familyandme
Die Provokation mit verdünnten Nahrungsmittellösungen

geborenen aus atopisch veranlagten Familien sollte das sogenannte Nabelschnur-IgE (NSB-IgE) bestimmt werden. Eine Untersuchung von Yasmin Müller aus dem Jahr 2009, die an der Universität Freiburg an 175 Neugeborenen durchgeführt wurde, zeigte deutlich erhöhte Gesamt-IgE-Werte und höhere spezifische IgE-Werte im Nabelschnurblut bei Babys mit positiver Familienanamnese. Als erhöht galten Werte von > 1.0 kU/l. Die frühe Feststellung sollte Anlass für erweiterte primär vorbeugende Maßnahmen sein. Wenn keine auffälligen Abweichungen gefunden werden, gelten für familiär belastete Kinder die gleichen vorbeugenden Maßnahmen wie für gesunde. Zeigen sich im Nabelschnurblut erhöhte IgE-Werte, ist die Fortsetzung der Allergiediagnostik im Serum ratsam. In diesem Fall sollte das Screening auf spezifische IgE gegen Nahrungsmittel und aerogene Allergene durchgeführt werden. Sind auch diese Werte erhöht, sollten die auslösenden Substanzen nicht gemieden, sondern die frühe Desensibilisierung eingeleitet werden.

Keine alternativen Untersuchungsmethoden

Nicht anerkannte Untersuchungsmethoden sind keine Alternative zur empfohlenen, bewährten Allergiediagnostik. Das gilt insbesondere für die Bioresonanzdiagnostik und die Elektroakupunktur nach Voll (EAV). Nach dem gegenwärtigen Stand der Forschung (Edzard Ernst, Komplementärmedizinische Diagnoseverfahren, 2005) sind die EAV wie auch die Bioresonanzdiagnostik und ähnliche Verfahren wirkungslos. Der Hautwiderstand wird in erster Linie durch die Aktivität der Schweißdrüsen und von Faktoren beeinflusst, die nicht mit Krankheiten in Verbindung stehen. Außerdem kann der Behandler bei der Messung seine Testelektrode mehr oder weniger stark auf die Haut drücken, was eine Widerstandsänderung nach sich zieht. Entsprechende Studien belegen, dass die EAV und ähnliche Verfahren in der Allergiediagnostik versagen [41].

Falsche positive oder falsche negative Ergebnisse verhindern eine bedarfsgerechte Behandlung und sind somit eine Gefährdung für die Kinder. Es ist absolut unverständlich, dass der Gesetzgeber in Kenntnis dieser Tatsachen die betreffenden Untersuchungsmethoden noch nicht verboten hat.

Ernährungsempfehlungen

Für Deutschland liegen die allgemeinen Empfehlungen der Ernährungskommission der Deutschen Gesellschaft für Kinder- und Jugendmedizin DGKJ [42] und des Netzwerkes Junge Familie [43] vor. Danach ist das Stillen die bevorzugte, natürliche Ernährungsform für Säuglinge. Das Stillen ohne Zufütterung wird für die Dauer der ersten vier bis sechs Lebensmonate empfohlen. Auch nach der Einführung der Beikost kann weiter gestillt werden. Nach wie vor werden präventive Effekte auf allergische Erkrankungen durch das Stillen berichtet, wenngleich sie sich insgesamt abschwächen. Die Auffassung, dass durch längeres, insbesondere ausschließliches Stillen die präventiven Effekte verstärkt würden, ist im Hinblick auf die Allergieprävention nicht erwiesen [44, 45]. Es gibt Hinweise, dass längeres ausschließliches Stillen das Risiko für Allergien erhöhen kann [39, 46, 47]. Zahlreiche Studien deuten darauf hin, dass die Beikosteinführung ab Beginn des fünften Lebensmonats die Toleranzentwicklung fördert. Aus ernährungsphysiologischer Sicht ist die Einführung der Beikost zwischen dem fünften und siebten Lebensmonat aufgrund des steigenden Nährstoffbedarfs sinnvoll [48]. Von einer vorbeugenden Meidung potenzieller Nahrungsmittelallergene im ersten Lebensjahr ist dringend abzuraten. Allerdings gibt es bisher auch keinen Hinweis auf einen schützenden Effekt durch gezielte Einführung potenter Nahrungsmittelallergene vor dem vollendeten vierten Lebensmonat [49]. Nur in Bezug auf Fisch ist diese Wirkung festgestellt worden [50, 51, 52].

Für Risikokinder wird während der ersten vier Lebensmonate eine Hydrolysatnahrung empfohlen, wenn nicht gestillt oder teilgestillt wird. Auf dieser Grundlage erfolgt die Beikosteinführung. In Bezug auf sojabasierte Säuglingsnahrungen fehlt nicht nur der Hinweis auf einen präventiven Effekt, vielmehr bestehen gesundheitliche Bedenken [53].

Wurden beim Kind Nahrungsmittelallergien nachgewiesen, sollten die stationäre Abklärung und gegebenenfalls ernährungsmedizinische Maßnahmen und/oder entsprechende Immuntherapien eingeleitet werden.

Vorbeugende probiotische Behandlung

Deutet sich die Entwicklung einer Atopie, beispielsweise einer atopischen Dermatitis, an, was immerhin bei 17 Prozent der Kinder gesunder Eltern der Fall ist, sollte eine angepasste probiotische Behandlung eingeleitet werden, obwohl ihre allergiepräventive Wirkung in Deutschland derzeit noch wissenschaftlich widersprüchlich diskutiert wird.

Eine Metaanalyse ergab aber eine deutliche Reduktion beispielsweise des Ekzemrisikos um 21 Prozent [54, 55]. Insbesondere die jüngeren Studien zeigen einen einheitlich vorbeugenden Effekt. Der Cochrane Review berichtet für Probiotika eine signifikante Risikoreduktion für das atopische Ekzem um 32 Prozent [56]. Der Effekt ist jedoch auf die atopische Dermatitis beschränkt. Entscheidend ist dabei die Wahl der richtigen Bakterienstämme. Ich empfehle deshalb grundsätzlich eine vorherige mikroökologische Untersuchung in einem darauf spezialisierten Labor. Mit probiotischen Behandlungen während der letzten drei Schwangerschaftsmonate scheint man größere präventive Effekte zu erreichen als durch die Behandlung des Neugeborenen.

Allergierisiken

Allergierisiko Kaiserschnitt

Es besteht ein erhöhtes Risiko insbesondere für das kindliche Asthma bronchiale bei Kindern, die durch Kaiserschnitt auf die Welt kamen [57, 58]. Die mangelnde Immunstimulation im natürlichen Geburtskanal wird als Ursache angenommen. Da derzeit in Deutschland jedes dritte Kind durch Kaiserschnitt auf die Welt kommt, sollte dieser Umstand bei der Auswahl des Geburtsverfahrens berücksichtigt werden.

Allergierisiko durch Medikamente

Zahlreiche Studien sehen einen Zusammenhang zwischen Medikamenteneinnahmen, insbesondere von Antibiotika beziehungsweise Paracetamol, und atopischen Erkrankungen. Diesen Studien werden andere gegenübergestellt, die diese Beobachtung nicht gemacht haben [59]. Hierbei sollten die Interessen der Pharmaindustrie bedacht werden. Ich bin sicher, dass neben vielen anderen Medikamenten Antibiotika und Paracetamol als Allergierisiko zu betrachten sind.

Allergierisiko bei Katzen und Hausstaubmilbenbelastung

Ein erhöhtes Allergierisiko besteht bei Kindern mit Hinweisen auf Hauttrockenheit und Merkmalen der klassischen Neurodermitis. Das Ekzemrisiko ist bei diesen Kindern deutlich größer. Von der Katzenhaltung wird abgeraten und im Falle der Hausstaubmilbe das Encasing empfohlen [60].

Das Kinderzimmer sollte kühl, trocken und gut gelüftet sein (Luftfeuchtigkeit möglichst unter 50 Prozent). Auf Teppiche sollte verzichtet werden, die Matratzen sollten mit Überzügen versehen werden. Man kann Matratze und Bettzeug zweimal im Abstand von einem Monat mit dem biologischen Öl des Niembaumes einsprühen. Die Wirkung hält ein Jahr lang an. Stofftiere sollten jeden Monat einen ganzen Tag in die Tiefkühltruhe.

Impfungen

Die Ständige Impfkommission (STIKO) spricht Empfehlungen für sinnvolle Impfungen in Deutschland aus. In Bezug auf Impfungen bei atopischer Dermatitis gibt es einige grundsätzliche Fragen: 1. Beeinflusst die Impfung die Entstehung und den Verlauf des Ekzems? 2. Kann der Impfstoff selbst eine allergische Reaktion auslösen? 3. Welche Wechselwirkungen von Impfstoffen und anderen Medikamenten sind zu beachten?

Zur ersten Frage: Die Zeit, während der die meisten Patienten an atopischer Dermatitis erkranken, fällt mit dem Zeitpunkt der ersten Impfungen zusammen, sodass der Eindruck entsteht, dass hier ein ursächlicher Zusammenhang besteht. Dieser vermutete Zusammenhang lässt sich nicht bestätigen. Bei bestehender atopischer Veranlagung kann jedes Ereignis, beispielsweise Zahnungsbeschwerden oder Infekte, die Krankheit auslösen, was genauso für Impfungen gilt. Die Impfung ist nicht die Ursache, sondern der Anlass. Dies sollte kein Grund sein, notwendige Impfungen lange zu verschieben. Jedoch kann es sinnvoll sein, nicht während eines akuten Atopieschubes zu impfen. Zweitens: Die Frage, ob der Impfstoff zu allergischen Reaktionen führen kann, muss mit einem klaren Ja beantwortet werden. Als Allergene kommen sowohl Hilfsstoffe als auch mögliche Reste von Hühnerei, in dem die Impfstoffe produziert werden, infrage. Auch bei Substanzen, die auf Hühnerfibroblasten gezüchtet werden, ist eine allergische Reaktion denkbar. Der bagatellisierende Hinweis, Hühnereiallergien seien extrem selten und selbst

Betroffene können in der Regel ohne Probleme geimpft werden, entspricht nicht den Tatsachen. Wir haben bei Säuglingen im Rahmen von Prick-Testungen schwere anaphylaktische Reaktionen beobachtet. Die Empfehlung der STIKO, bei hohem Reaktionsrisiko eine Nachbeobachtungszeit vorzusehen, ist völlig realitätsfremd.

Drittens: Manche Medikamente, die zur Behandlung der atopischen Dermatitis empfohlen werden, vertragen sich nicht mit Impfstoffen. Die einschränkenden Informationen sollten beachtet werden. Das gilt beispielsweise für die Behandlung mit Pimecrolimus (Elidel) und Tacrolimus (Protopic), die in einer Studie mit Kindern zwischen zwei und elf Jahren Wechselwirkungen hervorgerufen haben. Die öffentlichen Empfehlungen wiegeln auch hier jedoch ab.

Beim Einsatz von Lebendimpfstoffen ist noch mehr Vorsicht geboten. Daher lautet die Empfehlung in der Fachinformation des Ciclosporin, auf Lebendimpfungen während der Behandlung möglichst zu verzichten. Totimpfungen können durchgeführt werden. Systemische Glukokortikosteroide werden – im Gegensatz zu äußerlichen – zur längerfristigen Therapie der atopischen Dermatitis nicht empfohlen. Falls ein akuter Schub sie doch erforderlich macht, wird empfohlen, zu diesem Zeitpunkt nicht zu impfen.

Es gibt keine wissenschaftliche Untersuchung, die das Allergierisiko nach Impfung grundsätzlich ausschließt. Entsprechend den Empfehlungen der STIKO 2020/2021 ist das Allergierisiko als so gering einzuschätzen, dass die Vorzüge der Impfung eindeutig überwiegen.

DIE BEHANDLUNG DER ALLERGIEN

Allgemeines

Ein früher Erkrankungsbeginn und die familiäre atopische Veranlagung eines Patienten sprechen grundsätzlich für begleitende Allergien. Säuglinge, die beispielsweise vor dem sechsten Lebensmonat eine heftige atopische Dermatitis oder schon im ersten Lebensjahr asthmatische Episoden entwickeln, leiden fast immer auch unter Allergien, vor allem dann, wenn mindestens ein Elternteil atopisch veranlagt ist. Wenn die symptomatische medikamentöse Behandlung der atopischen Dermatitis oder des Asthma bronchiale zu keiner erkennbaren Besserung führt und psychosomatische Faktoren ausgeschlossen werden können, sind fast immer nicht erkannte Allergien die Ursache. Allein die zuverlässige Allergiediagnostik verschafft Klarheit. Die einzig möglichen *ursächlichen* Behandlungen der Erkrankungen des atopischen Formenkreises bieten die psychosomatische Medizin und die spezifische Immuntherapie der Allergien (SIT). Beide desensibilisieren: Die Verhaltenstherapie verringert die Hochsensibilität, die SIT die spezifischen Sensibilisierungen, die Allergien.

Die spezifische Immuntherapie (SIT)

Die spezifische Immuntherapie ist ein Verfahren zur Desensibilisierung von Allergien. Dabei handelt es sich um eine Hypo- oder Desensibilisierung mit einer realistischen Chance auf erhebliche Linderung oder sogar Beschwerdefreiheit. Die WHO spricht von einer »Allergie-Impfung«. Es ist eine Behandlungsform, bei der beispielsweise natürliche Bestandteile von Birkenpollen verabreicht werden. Ziel dieser Behandlung ist es, das Immunsystem dazu zu bringen, auf die allergieauslösenden Birkenpollen wieder neutral, das heißt ohne allergische Reaktion, zu reagieren. Man spricht auch von einer Gewöhnung des Immunsystems an die Allergene.

»Spezifisch« bedeutet in diesem Zusammenhang, dass man nur die auslösenden Allergene verabreicht bekommt, als »Immuntherapie« wird diese Behandlung bezeichnet, weil das Verfahren auf das Immunsystem einwirkt. Die WHO betrachtet die spezifische Immuntherapie (SIT) als einzige Behandlung, die sich gegen die Ursache einer Allergie richtet.

Die SIT kann entweder in Form von Spritzen oder in Form von Tropfen oder Tabletten durchgeführt werden. Bei Erwachsenen wird sie als Spritze unter die Haut verabreicht. Sie bekommen die Allergie-Auslöser an der Außenseite des Oberarms unter die Haut gespritzt. Anfangs, in der Grundbehandlung, erhalten sie einmal wöchentlich eine Injektion, deren Dosis langsam, aber kontinuierlich gesteigert wird. Nach dieser Grundbehandlung und dem Erreichen der Höchstdosis schließt sich die Fortsetzungsbehandlung an. Erwachsene erhalten für circa drei bis fünf Jahre im Abstand von mehreren Wochen weitere Spritzen.

Die spezifische sublinguale Immuntherapie (SLIT)

Immer häufiger wird die Immuntherapie mit Tabletten oder Tropfen, als spezifische sublinguale Immuntherapie, eingesetzt. Die SLIT setzt dort an, wo beim Auftreten von allergischen Symptomen die auslösenden Allergene auch aufgenommen werden: an den Schleimhäuten. Sie eignet sich besonders für Kinder und Patienten, die Angst vor Spritzen haben oder die beruflich stark beansprucht sind.

Der Vorteil besteht darin, dass die Behandlung grundsätzlich vom Patienten selbst oder seinen Eltern vorgenommen werden kann. Die Einnahme erfolgt in der Regel täglich. Dabei werden die Tropfen zum Beispiel mit einem Löffel unter die Zunge gebracht und mindestens eine Minute, vorzugsweise zwei bis drei Minuten, im Mund unter der Zunge behalten und dann geschluckt.

Die Wirksamkeit der SLIT

Mehrere klinische Studien haben die Wirksamkeit der SLIT nachgewiesen. So registrierten Canonica und seine Mitarbeiter bis 2013 77 randomisierte kontrollierte Studien zur SLIT, 62 davon zu Gras- oder Hausstaubmilbenextrakten [61]. Von den 17 nach 2009 erschienenen Studien wiesen alle außer einer eine signifikante klinische Wirksamkeit nach. Alle Metaanalysen fallen zugunsten der SLIT aus, berichten die Experten. Den WAO-Experten (World Allergy Organization) zufolge ist die SLIT der subkutanen Immuntherapie in puncto Sicherheit sogar überlegen. Dies bestätigen 66 Studien, in denen 4378 Patienten insgesamt über eine Million SLIT-Dosen erhalten hatten.

Lokale Reaktionen an der Mundschleimhaut waren die häufigsten Nebenwirkungen; sie traten bei 75 Prozent der Patienten vor allem in der Anfangsphase auf. In der Regel verschwanden sie nach kurzer Zeit von selbst. Die Rate schwerwiegender anaphylaktischer Reaktionen liegt insgesamt bei 1,4 pro 100 000 Dosen. Der WAO zufolge kann die SLIT bei Kindern ab fünf Jahren, wahrscheinlich auch darunter, angewendet werden. Hier ist nicht mit mehr oder schwerwiegenderen Nebenwirkungen zu rechnen als in anderen Altersgruppen.

Die Behandlung der Nahrungsmittelallergien

Das Behandlungsziel ist ein Leben ohne Einschränkungen. Jedes Kind soll unabhängig von der Zahl und der Schwere der Nahrungsmittelallergien innerhalb eines überschaubaren Zeitraums normal, also ohne Vermeidung, gesund und ausgewogen ernährt werden können. Das kann auf zwei Wegen erreicht werden:
1. Bei leichten bis mittelgradigen Allergien über die sogenannte *Rotationsdiät*.
2. Bei hochgradigen Allergien über die spezifische Immuntherapie (SIT oder SLIT).

Über die Zuordnung der Nahrungsmittelallergie entscheiden die Ergebnisse der Allergiediagnostik. In der Regel können alle spezifischen Sensibilisierungen der Klasse 1 bis 3 in die Rotationsdiät übernommen werden, sofern das Nahrungsmittel bei der Provokation nicht zu Sofortreaktionen oder innerhalb von 24 Stunden nicht zu deutlich erkennbaren, verzögerten Reaktionen geführt hat. Alle Nahrungsmittelallergien der Klasse 5 und 6 sowie die Nahrungsmittel, die in der Provokation positiv reagiert haben, also unter Umständen auch Klasse 3- und 4-Allergien, werden mit der spezifischen sublingualen Immuntherapie (SLIT) desensibilisiert. Bei Allergien gegen Kuhmilch erhalten die Kinder während der Desensibilisierung eine absolut hypoallergene Hydrolysat-Nahrung.

Die orale Hyposensibilisierung nach dem Rotationsprinzip

Stellen sich im Rahmen der allergologischen Untersuchung geringe oder mäßig starke Allergien gegen Nahrungsmittel heraus, werden diese in einen Rotationsplan aufgenommen. Die betreffenden Nahrungsmittel werden grammweise in die Hauptmahlzeit integriert. Die Menge und die Häufigkeit werden entsprechend der allergischen Veranlagung des Kindes individuell 14-tägig bis vierwöchentlich gesteigert. Zu dieser Verfahrensweise gibt es keine Alternative. Das vorübergehende gänzliche Vermeiden ist ebenso falsch wie die Nichtbeachtung der Allergie. Der Körper muss lernen, mit den fraglichen Lebensmitteln umzugehen. Das Verfahren können Eltern völlig eigenverantwortlich durchführen.

Tabelle 13: Beispiel eines Rotationplanes für acht Nahrungsmittel

		Prick	Rast	Montag	Dienstag	Mittwoch
Gemüse	Tomate	6/0	2			
	Karotte	6/5	3			2 g
	gek. Sellerie	4/4	3		10 g	
Obst	Apfel	6/0	3			
	Birne	6/3	3	30 g		
	Pfirsich	8/4				
	Kiwi	6/4,5	2			
	Erdnuss	6/3				

Die orale Desensibilisierung der Kuhmilchallergie

Die einfachste Form der oralen Desensibilisierung ist die orale Desensibilisierung der Kuhmilchallergie. Hier wird die Kuhmilch nach einem vorgegebenen Schema stufenweise immer weniger verdünnt. Diese Desensibilisierung einer hochgradigen Kuhmilchallergie (CAP-Klassen 5 /6) ist nach 70 Wochen abgeschlossen. Bei geringer ausgeprägten Kuhmilchallergien kann gleich mit der Hauptphase begonnen werden (siehe Tabelle 5 im Anhang).

Für die immuntherapeutische Behandlung der Nahrungsmittelallergien werden derzeit keine industriell gefertigten Lösungen angeboten, weil es, so die Argumentation der Pharmafirmen, dafür angeblich keinen Markt gebe, beziehungsweise sie nicht gewinnbringend vermarktet werden könnten. In Zusammenarbeit mit einem sachkundigen Arzt und einer Apotheke können die Lösungen allerdings selbst hergestellt werden. Die Kosten dafür muss der Patient jedoch selbst tragen.

Donnerstag	Freitag	Samstag	Sonntag	Bemerkung Steigerung alle 14 Tage
	10 g			5 g
				2 g
				2 g
		30 g		10 g
				5 g
		5 g		5 g
			30 g	5 g
1 g				1 g

Herstellung einer Therapielösung zur Behandlung von Nahrungsmittelallergien

Aus dem Nahrungsmittel und einer haltbaren Verdünnungslösung, die jede Apotheke liefern kann, wird eine tropffähige Suspension hergestellt. Bei einer Nahrungsmittelallergie der Klasse 6 wird mit einer 0.001-prozentigen Lösung begonnen und in 21 Schritten bis auf eine 75-prozentige Lösung gesteigert. So entstehen 22 Arzneimittelfläschchen mit jeweils 10 ml Lösung.

Material:
22 braune Arzneifläschchen mit einem Pipettenschraubverschluss
300 ml Verdünnungslösung
1 Mörser
1 Mixer

Rezeptur einer Verdünnungslösung:

390 g Glycerinum,
210 g Aqua Purficata Plus Zusch,
0.48 g Natriummonohydrogenpho Dod,
0.24 g Natriumdihydrogenphoshat,
Gesamtmenge: 600.72 g

Herstellung einer Hühnereiweiß-Desensibilisierungslösung

9,5 ml Hühnereiweiß werden mit 0,5 ml Verdünnungslösung verschüttelt. Es entsteht eine 97-prozentige Suspension. Im nächsten Schritt wird 1 ml Verdünnungslösung mit 9 ml Hühnerei verschüttelt. Es entsteht eine 90-prozentige Suspension. In 22 Schritten entsteht am Ende eine 0.001-prozentige Hühnereiweiß-Suspension, mit der die Behandlung gestartet wird.

Im Anhang finden Sie eine vollständige Tabelle zur Herstellung der 22 Therapiefläschchen, ebenso wie das Beispiel »SLIT gegen Kuhmilch«.

DIE ALLERGIEN 207

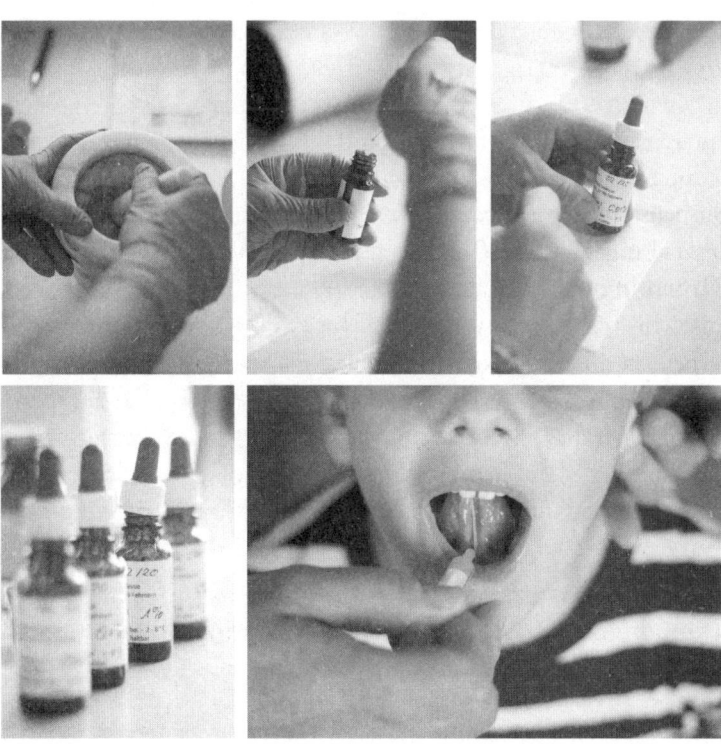

Abbildungen 40 bis 44: © familyandme
Herstellung einer Desensibilisierungs-Lösung.
Applikation sublingual (unter die Zunge)

Durchführung der SLIT

Es werden nur Patienten mit eindeutigen, hochgradigen Sensibilisierungen sowie Säuglinge und Kleinkinder behandelt. Die Behandlung verläuft in 22 Schritten über knapp 20 Monate. Beginnen Sie mit einem Tropfen aus dem Fläschchen mit der niedrigsten Konzentration, der möglichst unter der Zunge platziert wird. Steigern Sie täglich um einen Tropfen auf fünf Tropfen. Halten Sie diese Dosis, bis die Flasche leer ist. Das wird nach knapp vier Wochen der Fall sein. Verfahren Sie mit den Fläschchen 2 bis 22 in gleicher Weise.

Nach Abschluss der Desensibilisierung fügen Sie zehn Gramm des unverdünnten Nahrungsmittels einmal wöchentlich einer Mahlzeit (200 g) bei. Bleibt eine Reaktion aus, verfahren Sie so an zwei Tagen in der Woche und schließlich an jedem zweiten Tag. Gelingt das problemlos, können Sie die Menge des Nahrungsmittels schrittweise auf 20 bis 50 Gramm erhöhen.

Geringe Missempfindungen im Bereich der Zunge sind kein Grund, die Behandlung zu unterbrechen. Bei eindeutigen allergischen Reaktionen wie starkem Juckreiz, Hautsymptomen und Unruhe (die bei diesen Behandlungen noch nie vorgekommen sind) brechen Sie die Behandlung ab und verabreichen die altersentsprechende Dosierung eines Antihistaminikums, beispielsweise Fenistil. Bei einem fieberhaften Infekt wird die Desensibilisierung unterbrochen und erst nach Abklingen der Krankheitssymptome fortgesetzt.

Die Behandlung der Allergien gegen inhalative/ aerogene Substanzen

Bei Kindern sollte man die spezifische Immuntherapie wie bei den Nahrungsmittelallergien grundsätzlich sublingual durchführen. Sie bindet die Familie nicht an eine Arztpraxis, und die Kinder müssen nicht die endlose Pikserei fürchten.

Da die Hersteller jedoch keine altersentsprechenden Konzentrationen anbieten, wurde die Behandlung aus Sicherheitsgründen frühestens ab dem fünften Lebensjahr empfohlen. Inzwischen hat die Pharmaindustrie erkannt, dass auch die Kinder keine profitable Zielgruppe sind, und hat die Konzentration der Therapielösungen vervierfacht, sodass die Behandlung erst ab dem 18. Lebensjahr durchgeführt werden kann. Das alles erfolgt in Kenntnis der Tatsache, dass eine möglichst frühe Behandlung die größte Aussicht auf Erfolg hat.

Eltern und Ärzte sind auf sich selbst gestellt

Auch bei der Desensibilisierung der Allergien gegen inhalative Substanzen sind die Eltern auf sich gestellt und müssen die Kosten selbst tragen. Der verständnisvolle, sachkundige Arzt kann allergiekranken Säuglingen und Kleinkindern dennoch Therapielösungen rezeptieren, wenn er dafür Sorge trägt, dass sie altersentsprechend verdünnt werden. In diesen Fällen sollte man immer stufenweise desensibilisieren. Die handelsübliche Lösung wird mit einer haltbaren Verdünnungslösung auf eine 0.001-prozentige Konzentration verdünnt und in zehn Schritten bis auf 40 Prozent gesteigert (siehe Tabelle 6 im Anhang).

Herstellung der Therapielösung

Für die Herstellung der Lösungen benötigt man zehn braune Arzneifläschchen mit Pipettenschraubverschlüssen und 150 ml Verdünnungslösung sowie zwei Fläschchen (2 × 24 ml) Standardlösung der Herstellerfirma. Die erste Standardlösung reicht nur für die Fläschchen 1 bis 6. Das zweite Rezept sollte also rechtzeitig ausgestellt werden.

Soll ein unter 18-jähriges Kind, beispielsweise ein Fünfjähriger, desensibilisiert werden und handelt es sich um eine pharmazeutische Lösung, die für 18-Jährige und ältere Heranwachsende vorgesehen ist, muss diese zunächst auf eine 25-prozentige Lösung verdünnt werden. Danach verfährt man entsprechend der Anleitung im Anhang dieses Buches. Handelt es sich um eine Originallösung, die für Kinder ab dem fünften Lebensjahr vorgesehen ist, entfällt der erste Schritt. Bei Säuglingen und Kleinkindern bis zum vierten Lebensjahr wird die Originallösung in fünf weiteren Schritten bis zu einer 60-prozentigen Lösung verdünnt und dann die Behandlung mit der Originallösung fortgesetzt.

Durchführung

Beginnen Sie mit einem Tropfen aus dem Fläschchen 1 und steigern Sie täglich um einen Tropfen auf fünf. Geben Sie dann fünf Tropfen dieser Verdünnungsstufe täglich weiter, bis die Flasche leer ist. Das wird nach knapp vier Wochen der Fall sein. Verfahren Sie mit den Fläschchen 2 bis 10 in gleicher Weise.
Bei Nebenwirkungen verfahren Sie entsprechend den Herstellerempfehlungen des Beipackzettels.

Merke: *Es entspricht sowohl den Empfehlungen der Hersteller als auch dem Recht eines jeden Arztes, einen Wirkstoff mit geeigneten Methoden so weit zu verdünnen, dass seine Wirkung nur verringert wird, nicht aber verloren geht.*

Die Behandlung der Anaphylaxie

Es war eine Untersuchung, wie ich sie schon Hunderte Male durchgeführt hatte – ein harmloser Prick-Test. Janis, ein knapp ein Jahr alter neurodermitiskranker Säugling, litt nach Angaben der Eltern möglicherweise unter Nahrungsmittelallergien. Der Kleine lag bäuchlings auf der Brust der Mutter. Sekunden nach einem Tropfen aus dem Pipettenfläschchen »Eiklar« wurde Janis unruhig und begann mit den Handrücken heftig sein Gesicht zu reiben, ein erster Hinweis auf eine allergische Reaktion. Ich unterbrach die Untersuchung sofort und gab dem Kleinen zehn Tropfen Fenistil. Die beginnende Schwellung der Augenlider, der Ohrläppchen und der Lippen deutete auf das Fortschreiten der allergischen Reaktion in Richtung einer Anaphylaxie. Sofort ließ ich eine Spritze Adrenalin aufziehen. Janis ging es nach der Gabe von einem Milliliter Adrenalin innerhalb von zwei Minuten erkennbar besser.

Die folgende Beschreibung der Anaphylaxie-Notfallbehandlung entspricht grundsätzlich der Leitlinie [62]. Von alternativen, beispielsweise naturheilkundlichen Behandlungen rate ich nachdrücklich ab.

Anaphylaktische Reaktionen stellen die akut bedrohlichsten Zwischenfälle in der Allergologie dar. Unter Anaphylaxie versteht man eine akute systemische Reaktion mit Symptomen einer allergischen Sofortreaktion, die den ganzen Organismus erfassen kann und potenziell lebensbedrohlich ist. Während es sich früher um relativ seltene Ereignisse handelte, ist mit dem generellen Anstieg allergischer Erkrankungen in der zweiten Hälfte des 20. Jahrhunderts auch die Häufigkeit von Anaphylaxie gestiegen. Wegen der Dramatik der Situation steht das schnelle therapeutische Handeln im Vordergrund, wobei es nur wenige beziehungsweise keine kontrollierten Studien zu den wichtigsten Therapieverfahren der Akutbehandlung gibt sks-Leitlinie (siehe vorherige Seite).

Klinische Symptomatik

Die häufigsten von Anaphylaxie betroffenen Organsysteme sind die Haut, die Atemwege, der Magen-Darm-Trakt und das Herz-Kreislauf-System. Je nach Intensität der an diesen Organen beobachteten Symptome beurteilt man den Schweregrad der Anaphylaxie von Grad I (nur Hautreaktionen und subjektive Allgemeinsymptome) bis Grad IV (Herz- und/oder Atemstillstand).

Tabelle 14: Schweregradskala zur Klassifikation anaphylaktischer Reaktionen. Die Klassifikation, erfolgt nach den schwersten aufgetretenen Symptomen, ist obligatorisch.

Grad	Haut- und subjektive Allgemeinsymptome	Abdomen	Respirationstrakt	Herz-Kreislauf
I	Juckreiz, Flush, Urtikaria, Angioödem	—	—	—

Grad	Haut- und subjektive Allgemeinsymptome	Abdomen	Respirationstrakt	Herz-Kreislauf
II	Juckreiz, Flush, Urtikaria, Angioödem	Nausea, Krämpfe, Erbrechen	Rhinorrhö, Heiserkeit, Dyspnoe	Tachikardie (Anstieg >20/min) Hypotension (Abfall >20 mmHg systolisch Arrhythmie
III	Juckreiz, Flush, Urtikaria, Angioödem	Erbrechen, Defäktion	Larynxödem, Bronchospasmus, Zyanose	Schock
IV	Juckreiz, Flush, Urtikaria, Angioödem	Erbrechen, Defäktion	Atemstillstand	Kreislaufstillstand

Anleitung für Eltern zur Notfallbehandlung bei drohender Anaphylaxie und/oder bedrohlichen Atembeschwerden

Anfangssymptome mit Handlungsbedarf:
- Plötzlich auftretender Hautausschlag, vor allem Quaddeln
- Unruhe, Kribbeln, Juckreiz und Ängstlichkeit

Fortgeschrittenes Stadium:
- Anschwellen von Lippen, Augen und Gesicht, einsetzende Blässe
- Übelkeit, und/oder Erbrechen
- Angst

Schockstadium:
- Blässe, Schweiß, Bewusstseinsverlust

Zuerst handeln und dann den Notarzt rufen!

DIE ALLERGIEN

- Bei Anfangssymptomen: sofort Fenistil
- Bei ausbleibender Wirkung von Fenistil innerhalb von Minuten und/oder zunehmender Unruhe, Juckreiz und Ängstlichkeit: Celestamine
- bei ausbleibender Wirkung von Fenistil und Celestamine innerhalb weniger Minuten und/oder auffälligen Schwellungen im Gesicht und Blässe: sofort Adrenalin

Dosierungsempfehlungen

Fenistil Tropfen oral
- 1. Lebensjahr: 10 Tropfen bis zu 3× täglich
- 2.– 5. Lebensjahr: 12 Tropfen bis zu 3× täglich
- 6.– 8. Lebensjahr: 15 Tropfen bis zu 3× täglich
- ab dem Lebensjahr: 20 Tropfen bis 3× täglich

Celestamin N 0,5 liquidum
(0,2–0,5 mg pro kg, 1 mg = 2 ml Celestamin 0.5, oral)
- Säugling bis 9 kg Körpergewicht: 1–2 ml
- Kleinstkinder ab 10 kg Körpergewicht: 2–4 ml
- Kinder ab 25 kg Körpergewicht: 5 ml

Adrenalin i.m.
Adrenalin-Fertigspritze 0,15 mg: Fastjekt, Jext, Anapen-Junior in die Muskulatur des äußeren Oberschenkels oder
1 Ampulle Adrenalin (=1 mg) + 9 ml NaCl verdünnt und davon max. 0,1 ml pro kg, das heißt, bei Säuglingen mit 5 bis 9 kg Körpergewicht 0,5 bis 0,9 ml i.m., bei Kleinstkindern mit einem Körpergewicht von 10 bis 15 kg 1 bis 1,5 ml i.m.

Falldarstellung

Wir bemühten uns um Fassung, als wir Felix das erste Mal sahen, und fragten uns, woher der Kleine noch die Kraft für ein Lächeln nahm. Wenn sich ein Kind nach zweijähriger Behandlung in ei-

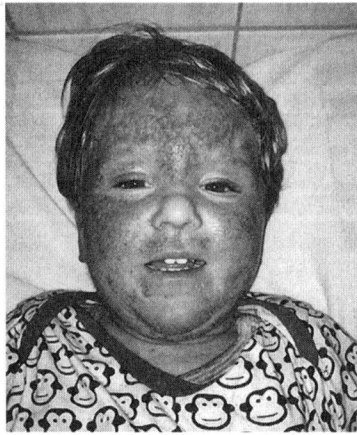

Abbildung 45:
Felix bei der Aufnahme

© Liffler

nem solchen Zustand befindet, zweifelt man zwangsläufig an der Qualität der medizinischen Versorgung.

Der zweieinhalbjährige Felix S. war das einzige Kind einer selbst atopisch veranlagten 39-jährigen Goldschmiedin und eines 34-jährigen Lehrers. Felix wurde fünfeinhalb Monate voll- und zwölf Monate teilgestillt. Im vierten Lebensmonat entwickelte der Junge eine sich zunehmend über den gesamten Körper ausbreitende Neurodermitis mit großflächigen Rötungen und akuten, teilweise nässenden Kratzwunden. Trotz regelmäßiger Behandlung mit antiallergischen Medikamenten litt Felix unter ständigem, heftigem Juckreiz. Bereits im ersten Lebensjahr war es außerdem wiederholt zu asthmatischen Beschwerden gekommen, die mit bronchialerweiternden Medikamenten behandelt werden mussten.

Die Eltern äußerten ihren Verdacht, Felix könne unter Nahrungsmittelunverträglichkeiten und einer Allergie gegen Hundehaare leiden. Zuverlässige Untersuchungen waren nie durchgeführt worden. Felix wurde zunächst homöopathisch behandelt, und als die vielen verschiedenen Globuli keine Wirkung zeigten, verordnete die Kinderärztin eine kortisonhaltige Creme. Als auch die nicht half, wandten sich die inzwischen völlig verunsicherten Eltern im Herbst 2016 an die Ambulanz einer Universitäts-Hautklinik. Ohne weiterführende Diagnostik oder eingehende Beratung erhielten die Eltern ein Rezept für eine kortisonhaltige Salbe. Eine Woche später wurde Felix wegen starker allergischer Reaktionen, schwerster Juckreiz-Kratzanfälle und eitriger Infektionen der Haut zur stationären Krankenhausbehandlung eingewiesen.

Am Tag der stationären Aufnahme sahen die Ärzte einen verängstigten, sich ununterbrochen kratzenden, knapp zweieinhalbjährigen Jungen in besorgniserregendem Allgemeinzustand. Drei Viertel seiner Körperoberfläche waren entzündlich gerötet und blutig zerkratzt. An allen für ihn erreichbaren Körperteilen, vor allem im Gesicht, an den Unterarmen und Händen, hatte Felix blutig-nässende, infizierte Wunden.

Die Eltern am Ende ihrer Belastbarkeit

Die Eltern, ein leises, ruhiges Ehepaar, das trotz der Sorgen den liebevollen Umgang miteinander nach außen trug, ließen Felix während der gesamten Untersuchung nicht aus den Augen und gingen auf jede Regung des Jungen ein. Der war offensichtlich stark auf die Mutter fixiert und beantwortete jede körperliche Trennung von ihr mit lang anhaltendem Weinen und wilden Kratzattacken. Je mehr sich die Mutter um Felix bemühte, desto extremer reagierte er. In dieser Weise hatte der Junge seine Eltern 24 Stunden am Tag beansprucht. Die Nächte hatte er in einem Beistellbett im elterlichen Schlafzimmer verbracht. Wegen des starken nächtlichen Juckreizes war nicht nur der Schlaf des Kindes, sondern auch der seiner Eltern seit geraumer Zeit schwer gestört. Die Eltern waren erkennbar an der Grenze der Belastbarkeit angelangt.

Schwerste Allergie und eitrige Hautentzündungen

Die Untersuchung von Hautabstrichen ergab den Nachweis von massenhaft vorkommenden Bakterien des Typs Staphylococcus aureus. Die allergologischen Untersuchungen bestätigten den Verdacht der Eltern und führten am Ende zum Gesamtbild einer der schwersten allergischen Erkrankungen, die bis dahin in der Klinik behandelt wurden. Schon das Gesamt-IgE war mit 1296 kU/l (normal 16 kU/l) um mehr als das Hundertfache erhöht. Die Untersuchung der spezifischen IgE-Antikörper führte zum Nachweis von 49 Nahrungsmittelallergien, davon 26 teilweise hochgradige der Klassen 4 bis 6.

Tabelle 15

Nahrungsmittel-Allergie	Spez. IgE-Klasse	Nahrungsmittelallergie	Spez. IgE-Klasse
Kuhmilch	6	Maismehl	4
Erdnuss	6	Apfel, grün	4
Haselnuss	6	Karotte	4
Walnuss	6	Bohne grün	4
Sonnenblumenkerne	6	Blumenkohl	4
Eiklar	5	Tomate	4
Eigelb	5	Gurke	4
Mandel	5	Avocado	4
Rapssamen	5	Reis	4
Kartoffel	5	Hafermehl	4
Weizenmehl	4	Dinkel	4
Roggenmehl	4	Buchweizen	4
Gerstenmehl	4	Quinoa	4

Ohne Kortison innerhalb weniger Wochen erscheinungsfrei

Die Behandlung und Versorgung der Familie wurden auf 300 Seiten lückenlos protokolliert. Felix konnte nach einer vierwöchigen ernährungsmedizinischen, verhaltenstherapeutischen und entwöhnend dermatologischen Behandlung nahezu erscheinungsfrei entlassen werden. Kortisonhaltige Medikamente, Antibiotika und Antiallergika wurden zu keinem Zeitpunkt benötigt. Auch die

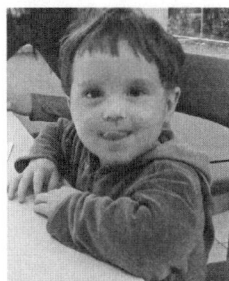

Abbildung 46.
Felix am Tag seiner Entlassung

© Liffler

Dauertherapie mit feuchtigkeitsspendenden Basispflegemitteln, wie sie in der medizinischen Leitlinie für Neurodermitispatienten dringend empfohlen wird, erübrigte sich.

Nach Abschluss einer zweijährigen sublingualen Immuntherapie der hochgradigen Allergien, die zu Hause selbstständig durchgeführt wurde, konnte der Junge ohne irgendwelche Einschränkungen ernährt werden. Felix ist drei Jahre nach der Behandlung ein völlig normal entwickelter Junge, der sich mittlerweile über eine gesunde kleine Schwester freut.

DANKSAGUNG

Dieses Buch baut auf der jahrzehntelangen klinischen Erfahrung in der Erforschung und Behandlung der Erkrankungen des atopischen Formenkreises auf. Es handelt sich nicht um eine Abhandlung über alle möglichen Verfahren und Medikamente, die bei der Behandlung eingesetzt werden könnten, sondern um die nach meiner Erfahrung wirklich wesentlichen und letztendlich unverzichtbaren Schritte zur nachhaltigen Besserung oder sogar Heilung. Außerdem ließ ich mich von der Überzeugung leiten, dass allein die Eltern den entscheidenden Beitrag leisten können. Dafür sind einschlägige Kenntnisse und Fähigkeiten erforderlich, die ich verständlich und anschaulich vermitteln wollte. Und schließlich sollte sich jeder wiederfinden – Eltern leicht neurodermitiskranker Kinder ebenso wie die asthma- oder allergiekranker Kinder. Jeder sollte sich leicht orientieren können, wo er Lösungen für seine individuellen Probleme findet. Ich hoffe, dass mir das gelungen ist. Wenn ja, habe ich das sicher auch den wertvollen Ratschlägen zahlreicher Eltern zu verdanken, die über mein Vorhaben informiert waren. Stellvertretend für viele möchte ich an dieser Stelle vier betroffenen Müttern danken: Sarah Boll, Doreen Schürmann, Jennifer Figura – und meiner Tochter Stefanie. Sie ist sowohl betroffene Mutter als auch Ärztin für Allgemeinmedizin. Sie kennt diese Probleme aus der Perspektive der niedergelassenen Ärzte, die sich nicht wie ich stundenlang mit den Patienten befassen können und sich trotzdem um die denkbar beste Behandlung bemühen müssen. Diese Frauen haben mich über viele Geheimnisse und Wünsche von Müttern aufgeklärt, die mir bei aller Erfahrung noch nicht bewusst geworden waren. Als vermeintlicher Experte geht man mitunter von Überzeugungen aus, die mit der Wirklichkeit nichts zu tun haben. Ich habe im Austausch mit diesen Frauen die Demut gelernt.

STICHWORTVERZEICHNIS

A

ACT 123, 124, 159
AD 27, 28, 33, 34, 39, 42, 49, 56, 61 ff., 73 ff., 92 ff., 108 ff., 119, 127, 172, 250
ADHS 94
Abhängigkeit 15, 23, 123
Abhängigkeit, statistische 15
Ablösung 36, 39, 43, 62, 158
Ablösungsproblem 36
Abstillen, selbstbestimmtes 30 f.
Akzeptanz-Commitment-Therapie (ACT) 123 f., 159
Akupunktur 102, 140
Akupressur 138, 140
Akne 120
Allergie 8, 10, 12, 22 ff., 45 ff., 61 f., 68, 74, 83, 90, 94, 96, 99, 108, 118 f., 136, 142 f., 146, 150, 157, 165, 167 ff., 179 f., 183 ff. 191 ff., 202 ff., 218
Allergie des Soforttyps 181, 194
Allergene 46, 50, 90, 94, 119, 150, 157 f., 169, 184, 191, 195 ff., 201, 203
Alarmbereitschaft 189
Alltägliche Abläufe 38, 70, 92
Alternative Untersuchungsmethoden 197
Ambivalenzkonflikt 123
Anamnese, allergische 193
Anaphylaxie 83, 85, 191, 211 ff.
Anaphylaxie-Notfallbehandlung 211 f.
Angst 122, 147, 174, 186 ff., 190, 213
Angststörungen 8, 12, 15, 17
Angstzyklus 187
Anpassung, bedarfsgerecht 77
Anpassungsfähigkeit 17
Anpassungsversuch 9
Antibiotische Behandlung 103
Antibakterielle Behandlung 107
Antihistaminika 91
Antiseptische Behandlung 77
Aron, Elaine. N. 11 f., 85

STICHWORTVERZEICHNIS

Asthma bronchiale 94, 99, 117 ff., 124 f., 131 ff., 147, 153 ff., 164, 172 f., 199, 202,
Asthmaanfall 154, 156, 159, 185
Asthma-Index 119
Asthmatherapie 151
Atemapparat 125, 127
Atemmechanik 128, 146 f., 161
Atemtraining 146 f.
Atemwegsinfekte 138
Atopie 9 ff., 21, 24 f., 64, 126, 136, 171 f., 198
Atopische Erkrankungen 22
Atopische Dermatitis, subakute 28, 56, 60 ff., 68
Atopische Dermatitis, akute 73 ff., 158
Atopische Dermatitis, infizierte 79
Atopische Dermatitis, Übergangsform 28, 61, 92 ff., 112
Atopische Stigmata 73, 94
Atopische Veranlagung 66, 118, 157, 202
AP Attachment parenting, 31 ff.

B

Bagatellkrankheit 137
Bakteriostatische Wirkung 107
Bakterizide Wirkung 107
Barrierefunktion 51, 53, 95, 101, 103
Basistherapie 95, 103, 148,
Basisbehandlung 103
Bedürfnisse 30 ff.,
Beeindruckbarkeit 33, 75
Beziehung, symbiotische 47, 64, 123, 159,
Bifidobacterium lactis 108, 111
Bifidobacterium longum 111
Bindehautentzündung 101
Bindungsforschung 32
Bindungsunsicherheit 32
Bioresonanztherapie 102, 179
Bolus alba Lotio 65
Black-Box des Unterbewusstseins 186
Bolus alba Salbe 65, 77 f.,
Bolus alba Wundsalbe 78, 245
Bolus alba Paste 65
Bronchitis, obstruktive 67, 118, 131, 157, 159, 163
Burn-out-Syndrom 15, 17

C

Cremes 52, 89

D

Darmflora 25, 111, 142 f.
Dennie-Morgan-Falte 94, 101
Depression 8, 12, 17, 69, 82,
Dermatitis, atopische 28, 56, 60 ff., 68, 73 ff., 79, 92 ff., 112, 158
Dermatologische Behandlung, angepasste 59 f.
Desensibilisierung 68, 70, 74, 84, 136, 158, 163, 176, 178, 197, 202, 206, 209 f.
DNCG 108, 164, 176
Durstfieber 139
Dysregulation 16

E

Elternschaft, bindungsorientierte 30 ff.
Eltern-Kind-Beziehung 34, 47, 62
Eltern-Kind-Interaktion 20, 47, 74, 94, 119
Encasing 164, 200
Entwicklung, einer Krankheit 23 ff., 125
Entwicklung, psychische 46
Entwicklungsstadien 21, 102
Entwicklungsphasen 119, 170
Entwöhnung 24, 46, 61, 64
Erkrankungen des atopischen Formenkreises 9 f., 15, 19 ff., 118, 167, 184, 202
Erkrankungsrisiko 20
Ernährung bei Asthma brochiale 143, 150
Ernährungsweise 25, 30
Erschöpfungszustand 9, 15 ff., 22, 74, 162
Ekzem, trockenes 115
Ekzem, nässendes 51, 89, 91, 103, 114 f.,
Erziehungsstil, -verhalten 12, 32 f., 47, 62, 87 120
Erziehungsziele 47
Etagenwechsel 121

F

Fehlalarm 19, 185, 189
Fieber 80, 107, 135, 137, 139, 144
Flüssigkeitsdefizit 139 f.
Flüssigkeitshaushalt 48, 50, 242
Flüssigkeitszufuhr 138, 144
Früherkennung 118
Frustrationserlebnisse 121

G

Gesamt-IgE 64, 89 f., 194, 196, 217,

H

Hautflora 48, 79
Hautverdickungen 54, 83, 93, 95
Hautrelief, Vergröberung des 74, 95
Hautschuppen 115
Hausstaubmilbe 90, 163 f., 180, 200, 204
Hertoghe-Zeichen 101
Herpesinfektion 80
Hautkrankheit 10, 27 ff., 51, 98
Heuschnupfen 8, 15, 22 f., 94, 99, 121, 162, 167 ff., 175 ff.,
Histamin 49, 108, 175, 182, 184, 194,
Hochsensibilität 11 f., 16 f., 202
Hochsensibilitäts-Test 12
Homöopathie, Geschichte der 112 f.
Homöopathie, naturwissenschaftlich-kritische 113, 144, 178
Homöopathie, klassische 102, 112, 144
Hormone 19, 50
Hormonausschüttung 9
HS-Test 12 f., 68
Hochsensibel 11
Hustenanfälle 117, 154
Hustenreizlösender Tee 141
Hygiene 9, 53, 142
Hygiene-Hypothese 168
Hyperpyrexie 138
Hyperreagibilität, bronchiale 155 f.
Hyposensibilisierung 146, 204

I

IgE-Antikörper 183 f., 194, 217
Immunsystem 19, 45, 49, 111, 136 f., 165 ff., 181, 183, 201
Immunglobulin der Klasse E 64, 194
Immuntherapie 34, 84, 92, 146, 163 f., 176, 178, 191, 202 ff., 218
Impfungen 106, 130, 200 f.

J

Juckreiz, geringer 64, 68
Juckreiz, extremer 76

K

Kaliumpermanganat 55 f., 66, 68, 77 f., 80f., 91, 107
Katzenhaltung 200
Klimawandel 168
Körperoberfläche 48, 84, 105, 111, 216
Körpertemperatur 129, 137, 139
Kopfverband, fett-feucht 58 f.
Kortisonhaltige Arzneimittel 80, 82, 92, 104 f., 111, 157, 163, 218
Kortisonangst 153
Konservierungsstoffe 65, 76
Krankheitsgewinn 46 f., 156
Krankheitsrisiko 21
Kreislaufkollaps 139
Kreuzallergien 181, 242
Kuhmilchallergie 109, 206
Kyberstatus 143

L

Lactobacillus acidophilus 108
Lactobacillus paracasei 108
Lactococcus lactis 108
Lactobacillus salivarius 110
Lactobacillus casei 109, 111
Langzeitstillen 30
»Leaky-Gut-Syndrom« 109
Lebensereignisse 9
Lebensumstände 20 f., 102
Lebensweise 9, 24, 180
Lebensstil 8, 10, 136, 185
Leitlinien, medizinische 94, 156, 185
Leukotrienrezeptor-Antagonisten 176
Lichenifikationen 95
Lidfalte, doppelte 74, 94, 101
Limbische System 184, 186 ff.
Lotio 53, 65, 78, 81, 91 f., 103
Lösungen 55, 206, 210, 219
Luftverschmutzung 9, 169
Lungenfunktionsprüfung 129, 132

M

Mastzellenstabilisierende Medikamente 152
Mutter-Kind-Beziehung 36, 64, 87
Mutter-Kind-Symbiose 36
Muttermilch 31, 45, 68, 74, 142, 179
Mütterlichkeit 31, 122
Mutterschaft 31

N

Nabelschnurblut 192, 196
Nährstoffbedarf 46, 198,
Nahrungsergänzungsmittel 102, 144
Nahrungsmittelallergie 73, 119, 195, 205, 207, 217 f.
Nahrungsmittelunverträglichkeit 183
Nahrungsmittelzusatzstoffe 9
Nasendusche 177
Nasensprays 175 f.
Nebenwirkungen Kortison 104 f.
Nervensystem 19, 29, 48, 111, 187
Neurodermitis 8, 12, 15, 27 ff., 54, 61, 72 ff., 82, 93, 96, 98 ff., 109 f., 113, 160, 173, 179 f., 196, 200, 215,
Neurodermitis, Merkmale 28, 93, 99
Nuckel (Beruhigungssauger) 46

O

Oberhaut 48 f., 56
Ölbad 95
Orale Desensibilisierung 68, 84, 206

P

Paste 51, 54, 65, 91 f, 95,
Peakflow-Metrie 152
Persönlichkeitsmerkmal 33
Persönlichkeitsentwicklung 39, 120,
Phytotherapie 140
Placebogeprüft 67 f., 193
Placeborate 102
Pollinosis 167
Präbiotikum 110
Probiotika gegen Allergien 109 ff., 142 f., 177, 199
Prick-Test 64, 76, 84, 193 ff., 201, 211
Probiotische Behandlungen AD 90, 108 f., 198
Probiotische Behandlungen Asthma 141, 143
Probiotik-Fertigarzneimittel 141
Probiotikakombination 111
Provokationen 67, 84, 193, 195 f.
Provokationsfaktoren
Pseudoallergie 183
Pseudokrupp 117, 131
Psychische Faktoren 9
Psychische Instabilität 12
Psychische Krankheit 9
Psychische Störung 13, 170
Psychosomatische Aspekte AD 29

Psychosomatische Aspekte
Asthma 119
Psychosomatische Aspekte
Heuschnupfen 167
Psychosomatische Aspekte der
Allergie 183
Psychosomatische Medizin
121, 202
Psychosomatik 121, 164
Pubertät 119 f.
Pulsoxymetrie 133, 135

R

Reiz 99, 188 ff.
RCT-Studien 112
Reizverarbeitung 16
Responsivität 159
Responsiv 12
Risikofaktoren 21, 117 f.

S

Salben 49, 52 f., 58, 91, 93, 104
Salicyl Vaseline 1–2% 54, 95
Säuglingsalter 119 f., 189
Schlaf 42 f., 216
Schlafenlernen 43
Schlafstörung 43, 73 f., 76
Schleimlösende Tees 140
Schwarztee 66
Schuppung, Haut 95

Schwangerschaft 50, 66, 119, 136
Schwitzen 50, 101, 113
SCORAD 29, 83, 110 f.
Sears, William 30 ff.
Seborrhoische Dermatitis 120
Selbstfindung 35
Selbstregulationsfähigkeit 50
Selbstständigkeit 32, 36, 64, 86, 173
Selye, Hans 9
SENS-E-Test 13 f., 85
SENS-Kinder-Tests
Sensibilität 11, 49, 86, 120, 165, 170, 189
Sensible 62
Sensitivität 237
Sensitive 170
Sensory processing sensitivity 12
Sensorische Verarbeitungsempfindlichkeit 12, 67
Serologische Untersuchungen 193 f.
Sinnesempfindungen 29, 48
Sinnesorgan 29, 48
Sojabasierte Säuglingsnahrung 198
Spezifische Immuntherapie (SIT) 146, 176, 178, 191, 202 f., 205, 208 f.
Spezifische sublinguale Immuntherapie (SLIT) 164, 203, 243

Sport bei Asthma bronchale
 129, 147 ff.
SPS 12, 14 f., 16 f., 20 ff.,
 30, 33, 61 f., 75, 99, 111,
 119, 126, 136, 169 f., 189
SPS-Wert 14 ff., 20 f.
Stillen 11, 44 ff., 71, 98, 111,
 142 f., 197, f.
Stillperiode 120
Stress, psychosozialer 25
Stressfaktoren 10
Strukturierung 38, 87
Symptomatik 47, 212
Symptomatisch 10, 101, 103,
 137, 174 f., 178, 202
System 31, 184, 186 f., 212
Heiltees 140

T

Temperaturregelung 49, 238
Traditionelle Chinesische
 Medizin 102, 138
Triclosan Lotio 81, 247
Triclosan-Salbe 66, 68, 78,
 81, 247
Trotzalter 119 f.
Thure von Uexküll 7, 121,

U

Unguentum emulsificans
 aquosum 53, 65, 78, 81,
 83, 91
Übergangsform 28, 63, 92
 ff., 112, 246
Überfürsorglichkeit 10, 32 f.,
 36, 39, 121, 165
Überbehütung 22, 32, 36,
 39, 69, 108, 121, 170,
Überempfindlichkeit, genetische 10, 185
Überempfindlichkeit, körperliche 170
Überempfindlichkeit,
 psychische 50
Übererregbarkeit 22, 171
Überreizung 11, 16, 62, 120,
 170

V

Veranlagung, atopisch 62, 66, 76, 118, 126, 136, 157, 200, 202
Veranlagung, zur Atopie 12 ff., 61
Veranlagung, zur SPS 20
Veranlagung, mütterliche 181
Veranlagung, väterliche 86
Verarbeitung, zentralnervöse 11
Verarbeitungsempfindlichkeit (-sensitivität) 12, 17, 19, 67, 74 f.
Verbände 55
Verbände, fett-feucht 55, 83
Verhaltensauffälligkeit 24
Verfahren, medizinische 31
Verfahren, komplementärmedizinische 10, 112
Verfahren, alternative 10, 62, 164, 197
Verhalten, regressives 15
Verhaltenstherapie, kognitive 126
Verlaufsformen, atopische Dermatitis 28, 61, 118
Vermeidung 8, 24, 50, 93, 111, 173 f., 190 f., 205
Vermeidungsempfehlungen 10, 34, 50, 101, 103, 173, 185, 190
Vermeidungsverhalten 123
Verwöhnung 39, 121,
Volkskrankheiten 8, 10
Vorbeugende Allergiediagnostik 196
Vorbeugung der Allergien 196

W

Wahrnehmung 8, 16, 165, 187 f.
Wirkstoffklassen 105
Wirksamkeit der SLIT 204

LITERATURVERZEICHNIS

1. Dalgard FJ, Gieler U, Tomas-Aragones L, Lien L, Poot F, Jemec GB, Misery L, Szabo C, Linder D, Sampogna F, Evers AW, Halvorsen JA, Balieva F, Szepietowski J, Romanov D, Marron SE, Altunay IK, Finlay AY, Salek SS, Kupfer J: The psychological burden of skin diseases: a cross-sectional multicenter study among dermatological out-patients in 13 European countries. Journal of Investigative Dermatology 2015, 135: 984–991
2. Langen U, Schmitz R, Steppuhn H: Prevalence of allergic diseases in Germany Abteilung für Epidemiologie und Gesundheitsmonitoring, Robert Koch-Institut Berlin, Bundesgesundheitsblatt 2013, 56: 698–706
3. Werfel T, Heratizadeh A, Aberer W, Ahrens F: AWMF S2 Leitlinie Neurodermitis 2016
   Wittchen HU: Klinische Psychologie & Psychotherapie. Berlin
4. Kafkage, P.: *Gegen den Untergang. Schöpfungsprinzip und globale Beschleunigungskrise.* Carl-Hanser-Verlag, München 1994, ISBN 3-446-17834-1)
5. Strasser, J.: *Das Drama des Fortschritts.* Bonn 2015, ISBN 978-3-8012-0477-8).
6. Aron EN: Counseling the highly sensitive person. Counseling and Human Development 1996, 28: 1–7
7. Aron EN: The Highly Sensitive Person: How to Thrive When the World Overwhelms You. New York 1997 (dt. Sind Sie hochsensibel? Wie Sie Ihre Empfindsamkeit erkennen, verstehen und nutzen, München 2014).

8. Neal, J. A., Edelmann, R. J., & Glachan, M. (2002). Behavioural inhibition and symptoms of anxiety and depression: Is there a specific relationship with social phobia? *British Journal of Clinical Psychology, 41, 361-374*
9. Liss, M., Timmel, L., Baxley, K., & Killingsworth, P. (2005). Sensory processing sensitivity and its relation to parental bonding, anxiety, and depression. *Personality and Individual Differences, 39, 1429-1439.*
10. Liss, M., Mailloux, J., & Erchull, M. J. (2008). The relationship between sensory processing sensitivity, alexithymia, autism, depression, and anxiety. *Personality and Individual Differences, 45, 255-259.*
11. Meyer, B., Ajchenbrenner, M., & Bowles, D. P. (2005). Sensory sensitivity, attachment experiences, and rejection responses among adults with borderline and avoidant features. *Journal of Personality Disorders, 19, 641-658.*
12. Lionetti, F., Pastore, M., Moscardiono U., Norentini A., Pluess , K., Pluess, M.: Sensory Processing Sensitivity and its association with personality traits and affect: A meta-analysis Journal of Research in Personality 81 82019) S 138 – 152
13. Liffler P, Peters EMJ, Gieler, U.: Gibt es Hinweise auf Eigenschaften der »Sensory processing sensitivity« (SPS) bei atopisch veranlagten Persönlichkeiten? – Eine Untersuchung an Eltern Neurodermitis-kranker Kinder in stationärer Behandlung. Zeitschrift für Psychosomatische Medizin und ärztliche Psychotherapie 2018,
14. Liffler, P., Fölster-Holst R, Gieler U, Peters EMJ (2020): SENS-E, Entwicklung und Erprprobung eine Screeningverfahrens zur Erfassung der Sensory processing sensitivity (zur Publikation eingereicht)

15. Liffler P, Treuherz, S., Fölster-Holst R, Gieler U, Peters EMJ (2020): Opportunities and risks of Sensory Processing Sensitivity – a contribution to the explanation of the etiopathogenesis of atopy and the most common mental disorders (zur Publikation eingereicht)
16. Agresti A. An introduction to categorical data analysis (2nd ed.). New York: Wiley, 2007.
17. Sears W, The Seven Baby Bs. The Portable Pediatrician. Everything You Need to Know About Your Child's Health. New York/Boston/London 2011
18. Hays, S.: *The Cultural Contradictions of Motherhood.* Yale University Press, 1996.
19. Stangl, W. (2020) Too good Mothering – Probleme der Überversorgung, Überbehütung, Verwöhnung, Entwicklungspsychologie, Erziehung, arbeitsblätter news. Werner Stangls Arbeitsblätter-News.
20. Liffler P. 2019: *Der Allergie-Code,* Ullstein-Verlag Berlin S.155–173, S 208-237
21. Schäfer T et al.: S3-Leitlinie Allergieprävention – Update 2014. Leitlinie der Deutschen Gesellschaft für Allergologie und klinische Immunologie (DGAKI) und der Deutschen Gesellschaft für Kinderund Jugendmedizin (DGKJ). Allergo J Int 2014, 23(186): 32–45
22. Weston S, Halbert A, Richmond P, Prescott SL(2005): Effects of probiotics on atopic dermatitis: a randomised controlled trial. Archives of Disease in Childhood 2005, 90: 892-97
23. Viljanen,M. Savilahti, E.Haahtela,T. (2005) Probiotics in the treatment of atopic eczema/dermatitis syndrome in infants: a double-blind placebo-controlled trial-Allergy, Wiley Online Library
24. Sistek, D., Kelly, R. (2006) The effect of probiotics on atopic dermatitis confined to food sensitized children? Clinical & Experimental Allergy 36(5):629-33

25. Fölster-Holst R, Muller F, Schnopp N et al.: Prospective, randomized controlled trial on Lactobacillus rhamnosus in infants with moderate to severe atopic dermatitis. Br J Dermatol. 2006, 155: 1256–1261
26. Grüber, C.,Wendt, M., Sulser,C., Lau, S., Kulig,M., Wahn, U.(2007): Randomized, placebo-controlled trial of Lactobacillus rhamnosus GG as treatment of atopic dermatitis in infancy- Allergy, 2007 - Wiley Online Library
27. Wu KG, Li TH, Peng HJ. (2012): Lactobacillus salivarius plus fructo-oligosaccharide is superior to fructo-oligosaccharide alone for treating children with moderate to severe atopic dermatitis: a double-blind, randomized, clinical trial of efficacy and safety. Br J Dermatol. 2012, 166(1): 129–136
28. Navarro-López V et al. (2018): Efficacy and Safety of Oral Administration of a Mixture of Probiotic. JAMA Dermatol. 2018, 154(1): 37–43
29. R. Buhl , (2017) S2k-Leitlinie zur Diagnostik und Therapie von Patienten mit Asthma for Parental Management of Childhood Asthma: An RCT Pediatrics 2019
30. Uexküll, Th. von: Lehrbuch der Psychosomatischen Medizin, 4. Auflage. München-Wien-Baltimore 1998
31. Ihle W., Esser G.(2002) Epidemiologie psychischer Störungen im Kindes- und Jugendalter: Prävalenz, Verlauf, Komorbidität und Geschlechtsunterschiede. Psychol Rundsch 53:159–169
32. Yuen-yu C, Yim-wah M, Sui-ping L, Shu-yan L, Yuen A: Loke Acceptance and Commitment Therapy for Parental Management of Childhood Asthma: An RCT Pediatrics 2019

33. Arrieta MC, Stiemsma LT, Dimitriu PA, Thorson L, Russell S, Yurist-Doutsch S, Kuzeljevic B, Gold MJ, Britton HM, Lefebvre DL, Subbarao P, Mandhane P, Becker A, McNagny KM, Sears MR, Kollmann T; CHILD Study Investigators, Mohn WW, Turvey SE, Finlay B: Early infancy microbial and metabolic alterations affect risk of childhood asthma. Sci Transl Med. 2015
34. Matheis R: Heuschnupfen, Psychosomatische Zusammenhänge und Behandlung.München 1986
35. Peters, U-H (2016) Lexikon Psychiatrie, Psychotherapie, Medizinische Psychologie. 7. Auflage 2016, Urban & Fischer
36. Gazzaniga M: Who's in charge? Free Will and the Science oft the Brain. New York 2011
37. LeDoux J. J.: Das Netz der Gefühle – Wie Emotionen entstehen, München 2001.
38. C. H. Katelaris, C. H.,(1991) : *Vega testing in the diagnosis of allergic conditions. The Australian College of Allergy.* In: *Med J Aust.*155(2), 15. Jul 1991, S. 113–114.
39. Schäfer,T. et a<l. (2014, S3-Leitlinie Allergieprävention
40. Ernst, E.(2005)Komplementärmedizinische Diagnoseverfahren *Diagnostic methods in complementary medicine,* Dtsch Arztebl 2005; 102(44): A-3034 / B-2560 / C-2410
41. Katelaris, C. H.,(1991) : *Vega testing in the diagnosis of allergic conditions. The Australian College of Allergy.* In: *Med J Aust.*155(2), 15. Jul 1991, S. 113–114
42. Borkhardt, A. (2014) Ernährung gesunder Säuglinge – Empfehlungen der Ernährungskommission der Deutschen Gesellschaft für Kinder- und Jugendmedizin, Monatsschr Kinderheilkd 2014 · 527–538 DOI 10.1007/s00112-014-3129-2 Online publiziert: 5. Juni 2014 © Springer-Verlag Berlin Heidelberg 2014

43. Flothkötte, M. (2013): Netzwerk Junge Familie – Gesund ins Leben im Bundeszentrum für Ernährung (BZfE), Bundesanstalt für Landwirtschaft und Ernährung, Bonn
44. Kramer MS: Breastfeeding and allergy: the evidence. Ann Nutr Metab. 2011, 59 (Suppl 1): 20–26
45. Morales, E., García-Esteban, R. (2012): Effects of prolonged breastfeeding and colostrum fatty acids on allergic manifestations and infections in infancy, Clin Exp Allergy 2012 Jun;42(6):918-28. doi: 10.1111/j.1365-2222.2012.03969.x.
46. Giwercman C, Halkjaer LB, Jensen SM, Bønnelykke K, Lauritzen L, Bisgaard H: Increased risk of eczema but reduced risk of early wheezy disorder from exclusive breast-feeding in high-risk infants. J Allergy Clin Immunol 2010, 125(4): 866–871
47. Pohlabeln H, Mühlenbruch K, Jacobs S, Böhmann H. Frequency of Allergic Diseases in 2-Year-Old Children in Relationship to Parental History of Allergy and Breastfeeding. J Investig Allergol Clin Immunol 2010; 20(3):195-200.
48. Alexy U, Clausen K, Kersting M. (2008) Die Ernährung gesunder Kinder und Jugendlicher nach dem Konzept der Optimierten Mischkost. Ernähr Umschau 2008; 55: 68–177
49. Sausenthaler S, Standl M, Buyken A et al.: Regional and socio-economic differences in food, nutrient and supplement intake in school-age children in Germany: results from the GINIplus and the LISAplus studies. Public Health Nutr 2011, 14: 1724–1735
50. Alm B, Aberg N, Erdes L, Möllborg P, Pettersson R, Norvenius SG, Goksör E, Wennergren G: Early introduction of fish decreases the risk of eczema in infants. Arch Dis Child 2009. 94(1): 11–

51. Goksör E, Alm B, Pettersson R, Möllborg P, Erdes L, Aberg N, Wennergren G: Early fish introduction and neonatal antibiotics affect the risk of asthma into school age. Pediatr Allergy Immunol 2013: 1–
52. Magnusson J, Kull I, Rosenlund H, Håkansson N, Wolk A, Melén E, Wickman M, Bergström A: Fish consumption in infancy and development of allergic disease up to age 12 y. Am J Clin Nutr. 2013, 97(6):1324–1330
53. Agostoni C, Axelsson I, Goulet O, Koletzko B, Michaelsen KF, Puntis J, Rieu D, Rigo J, Shamir R, Szajewska H, Turck (ESPGHAN Committee on Nutrition). Stellungnahme zur Verwendung von Säuglingsnahrungen auf Sojaeiweißbasis. Monatsschr. Kinderheilkd. 2006, 154 (9): 913- 916
54. Tang ML, Lahtinen SJ, Boyle RJ: Probiotics and prebiotics: clinical effects in allergic disease Curr Opin Pediatr 2010, 22: 626–634
55. Pelucchi C, Chatenoud L, Turati F, Galeone C, Moja L, Bach JF, La Vecchia C: Probiotics supplementation during pregnancy or infancy for the prevention of atopic dermatitis: a meta-analysis. Epidemiology 2012, 23(3): 402–414
56. Osborn DA, Sinn JK: Prebiotics in infants for prevention of allergy. Cochrane Database Syst Rev. 2013, 3: CD006474
57. Thavagnanam S, Fleming J, Bromley A, Shields MD, Cardwell CR: A meta-analysis of the association between Caesarean section and childhood asthma. Clin Exp Allergy 2008, 38(4): 629–633
58. Roduit C, Scholtens S, de Jongste JC, Wijga AH, Gerritsen J, Postma DS, Brunekreef B, Hoekstra MO, Aalberse R, Smit HA: Asthma at 8 years of age in children born by caesarean section. Thorax 2009, 64: 107–113
59. Penders B, Parker JN: Collaboration in Nutrition and Ecology. Wien 2011

60. Bisgaard H, Bønnelykke K: Long-term studies of the natural history of asthma in childhood. J Allergy Clin Immunol 2010, 126: 187–197
61. Canonica GW, Baena-Cagnani CE, Bousquet J et al.: Recommendations for standardization of clinical trials with allergen specific immunotherapy for respiratory allergy. A statement of a World Allergy Organization (WAO) taskforce. Allergy 2007, 62: 317–324
62. Ring, J. (2018): Leitlinie zu Akuttherapie und Management der Anaphylaxie
63. Wichmann HE. Possible explanation for the different trends of asthma and allergy in East and West 1996
64. Graham-Rowe D (2011) When allergies go west. Nature 479: S2–S4
65. Metzger, Julius: Gesichtete homöopathische Arzneimittellehre in zwei Bänden, Haug-Verlag
66. Imhäuser, Hedwig: Homöopathie in der Kinderheilkunde, Haug-Verlag
67. Vermeulen, Frans: Kindertypen in der Homöopathie, Johannes-Sonntag-Verlag
68. Morrison,Roger: Handbuch der homöopathischen Leitsymptome und Bestätigungssymptome, Kai Kröger-Verlag
69. Hermann Michael Stellmann: Kinderkrankheiten natürlich behandeln, GU

TABELLEN

Tabelle 1: Gruppenvergleich: Atopisch veranlagte Eltern (AE) versus nicht atopisch veranlagte Eltern (NAE) [13]

Test	Skala	AE N=44 MW	(SD)	NAE N=20 MW	(SD)	p-Wert
HS-Test	Sensitivität	17.05	(4.98)	10.15	(4.64)	.000***
GTS-S	Grundstimmung	25.11	(4.98)	22.45	(5.15)	.059(*)
MPT	Frustrationstoleranz	4.70	(1.36)	5.95	(1.70)	.005**
	Rigidität	3.00	(1.45)	3.75	(1.48)	.095(*)
	Esoterische Neigungen	5.64	(1.50)	4.60	(0.60)	.011*
FPI-R	Lebenszufriedenheit	5.45	(1.91)	6.50	(1.64)	.062(*)
	Erregbarkeit	5.57	(1.81)	4.30	(1.98)	.013*
	Beanspruchung	5.77	(2.03)	4.90	(1.83)	.058(*)
	Soziale Orientierung	5.75	(1.77)	6.58	(1.21)	.093(*)

MW = Mittelwert, SD = Standardabweichung,
p-Wert = statistische Signifikanz.
Statistisch signifikant auf folgenden Niveaus (*) < .10; * ≤ .05;
** ≤ .01; *** ≤ .001. Mann-Whitney

Tabelle 2: Vergleich der 175 Erwachsenen mit Erkrankungen des atopischen Formenkreises (AP) mit 130 gesunden Erwachsenen (NAP) mit SENS-E-Test [14].

16-Itemversion

1	Ich leide an der Unvollkommenheit und Ungerechtigkeit der Welt.
2	Die Stimmungen anderer Menschen beeinflussen mich.
3	Ich neige zur Schreckhaftigkeit.
4	Verkehrslärm, grelle Lichter oder Martinshörner bereiten mir Unbehagen.
5	Es interessiert mich sehr, was andere über mich denken.
6	Wenn ich oder mein Kind krank werden, denke ich rasch an Komplikationen.
7	Schurwolle oder andere raue Textilien empfinde ich als unangenehm.
8	Im privaten oder beruflichen Umgang nehme ich atmosphärische Störungen früher wahr als andere.
9	Ständig lautsprechende Menschen empfinde ich als unangenehm.
10	Das Wohlbefinden der Menschen in meiner Umgebung ist mir wichtig.
11	Von übersinnlichen Vorgängen fühle ich mich stark angezogen.
12	Ich habe einen empfindlichen Geruchssinn.
13	Stimmungsvolle Anlässe, wie Ehrungen, Trauerfeiern oder traurige Filme können mich emotional sehr bewegen.
14	Schlimme Kindheitserlebnisse kann ich nicht vergessen.
15	Ich neige dazu, an mich selbst zu hohe Anforderungen zu stellen.
16	Ich nehme Dinge und Vorgänge in meiner Umgebung intensiver und gefühlsmäßiger wahr als andere.

Abkürzungen: M, Mittelwert; SD, Standardabweichung; r, Trennschärfe.
Statistisch signifikant auf folgenden Niveaus: < .10; *≤.05; **≤.01; ***≤.001.

| | AP | | | NAP | | | |
| | α = .847 | | | α = .831 | | | |
NW	SD	R	MW	SD	r		p
1.33	1.05	.460	0.99	0.96	.405		.004**
1.99	1.01	.564	1.64	0.88	.575		.002**
1.33	1.10	.532	0.99	1.01	.462		.005**
1.42	1.29	.500	1.02	1.07	.560		.004**
1.97	1.18	.454	1.66	1.05	.269		.020*
1.57	1.22	.467	1.12	1.04	.231		.001**
2.27	1.45	.341	1.60	1.43	.455		<.001***
2.21	1.19	.575	1.80	1.25	.613		.004**
2.57	1.22	.553	2.18	1.20	.502		.006**
3.08	0.88	.403	2.87	0.89	.232		.041*
1.15	1.26	.445	0.82	1.05	.514		.013*
2.07	1.36	.326	1.73	1.29	.471		.029*
2.66	1.16	.494	2.38	1.12	.491		.036*
1.88	1.31	.397	1.45	1.27	.403		.005**
2.47	1.22	.455	2.05	1.19	.352		.002**
2.10	1.22	.582	1.78	1.09	.550		.022*

Tabelle 3: Aufbau und Funktion der drei Hautschichten

Epidermis / Oberhaut	
Hautflora	*Abwehr von Bakterien,*
Hornhaut	*Viren und Pilzen*
Nervenenden,	*Mechanischer Schutz, Strahlenschutz*
Schmerzrezeptoren	*Atmung: Aufnahme von O_2,*
	Abgabe von CO_2 und Stickstoff
	Regulation des Flüssigkeitshaushaltes
	Schmerzempfindung
Cutis / Lederhaut	
Kollagen und Elastinfasern	*Dehnbarkeit und Elastizität*
Nervenenden und Rezeptoren	*Sensibilität für Berührung und Druck*
Blutgefäße, Schweißdrüsen	*Durchblutung und Temperatur-*
Haarfollikel mit den Talgdrüsen	*regulierung*
Mastzellen	*Behaarung, Ausdruck von Emotionen*
	Immunabwehr (allergische Reaktion)
Subcutis / Unterhaut	
Fettzellen	*Wärmehaushalt*

Tabelle 4: Kreuzallergien

Allergisch gegen	**Mögliche Kreuzallergie**
Baumpollen	Apfel
	Haselnuss
	Karotte
	Kartoffel
	Kirsche
	Kiwi
	Nektarine
	Pfirsich
	Aprikose
	Pflaume
	Sellerie
	Soja
	Feige

Allergisch gegen	Mögliche Kreuzallergie
Beifußpollen	Gewürze Karotte Mango Sellerie Sonnenblumenkerne
Naturlatex	Ananas Avocado Banane Kartoffel Kiwi Tomate Esskastanie Pfirsich Mango Papaya Acerola-Kirsche Sellerie
Hausstaubmilben	Schalen- und Weichtiere (bspw. Muscheln, Schnecken)
Vogelfedern	Ei Geflügel Innereien
Gräser- und Getreidepollen	Mehl Kleie Tomate Hülsenfrüchte
Ambrosia	Melone Zucchini Gurke Banane

Tabelle 5: Orale Immuntherapie bei Kuhmilchallergie

	Vorphase	
1. Woche	1 Tr. Milch + 100 ml Wasser	1 Tropfen
2. Woche		5 Tropfen
3. Woche		10 Tropfen
4. Woche	1 Tr. Milch + 50 ml Wasser	1 Tropfen
5. Woche		5 Tropfen
6. Woche		10 Tropfen
7. Woche	1 Tr. Milch + 10 ml Wasser	1 Tropfen
8. Woche		5 Tropfen
9. Woche		10 Tropfen
10. Woche	2. Tr. Milch + 10 ml Wasser	1 Tropfen
11. Woche		5 Tropfen
12. Woche		10 Tropfen
13. Woche	3 Tr. Milch + 10 ml Wasser	1 Tropfen
14. Woche		5 Tropfen
15. Woche		10 Tropfen
16. Woche	4 Tr. Milch + 10 ml Wasser	1 Tropfen
17. Woche		5 Tropfen
18. Woche		10 Tropfen
19. Woche	5 Tr. + 10 ml Wasser	1 Tropfen
20. Woche		5 Tropfen
21 Woche		10 Tropfen
22. Woche	6 Tr. + 10 ml Wasser	1 Tropfen
23. Woxhe		5 Tropfen
24. Woche		10 Tropfen

25. Woche	7 Tr. + 10 ml Wasser	1 Tropfen
26. Woche		5 Tropfen
27. Woche		10 Tropfen
28. Woche	8 Tr. + 10 ml Wasser	1 Tropfen
29. Woche		5 Tropfen
30. Woche		10 Tropfen
31. Woche	9 Tr. + 10 ml Wasser	1 Tropfen
32. Woche		5 Tropfen
33. Woche		10 Tropfen
34. Woche	10 Tr. 10 ml Wasser	1 Tropfen
35. Woche		10 Tropfen
	Hauptphase	
36. Woche	2 Tr. Milch + 1 ml Wasser	1 Tropfen
37. Woche		5 Tropfen
38. Woche		10 Tropfen
39. Woche	3 Tr. Milch + 1 ml Wasser	1 Tropfen
40. Woche		5 Tropfen
41. Woche		10 Tropfen
42. Woche	4 Tr. Milch + 1 ml Wasser	1 Tropfen
43. Woche		5 Tropfen
44. Woche		10 Tropfen
45. Woche	5 Tr. Milch + 1 ml Wasser	1 Tropfen
46. Woche		5 Tropfen
47. Woche		10 Tropfen
48. Woche	6 Tr. Milch + 1 ml Wasser	1 Tropfen
49. Woche		5 Tropfen
50. Woche		10 Tropfen

51. Woche	7 Tr. Milch + 1 ml Wasser	1 Tropfen
52. Woche		5 Tropfen
53. Woche		10 Tropfen
54. Woche	8 Tr. Milch + 1 ml Wasser	1 Tropfen
55 Woche		5 Tropfen
56. Woche		10 Tropfen
57. Woche	9 Tr. Milch. + 1 ml Wasser	1 Tropfen
58. Woche		5 Tropfen
59. Woche		10 Tropfen
60. Woche	10 Tr. Milch + 1 ml Wasser	1 Tropfen
61. Woche		5 Tropfen
62. Woche		10 Tropfen
63. Woche	1 Tr. Milch unverdünnt	
64. Woche	2 Tr. Milch	
65. Woche	3 Tr. Milch	
66. Woche	4 Tr. Milch	
67. Woche	5 Tr. Milch	
68. Woche	6 Tr. Milch	
69. Woche	7 Tr. Milch	
70. Woche	87 Tr. Milch	
	et cetera	

Bei Infekten Desensibilisierung unterbrechen und nach Besserung eine Stufe zurückgehen und fortfahren.

Bei allergischer Reaktion sofort stoppen und entsprechend der Stärke der Reaktion und Alter Fenistil Tropfen oral, dann auf die Stufe zurückgehen, die gut vertragen wurde, und erneut beginnen.

Tabelle 6: Spezifische sublinguale Immuntherapie bei inhalativen Allergien

		Vorphase		
Nr.	ml	Verdünnungslösung Ml	Hal Standard-Lsg. ml	Konzentration %
1	10	9,9	0,1 (1. Flasche)	1
2	10	9	1	10
3	10	8	2	20
4	10	7	3	30
5	10	6	4	40
6	10	5	5	50
7	10	4	6	60
8	10	3	7 (2. Flasche)	70
9	10	2	8	80
10	10	1	9	90

Fortsetzung der SLIT mit der Originallösung entsprechend der Anleitung des Herstellers

Tabelle 7: Übersicht über die dermatologische Behandlung der atopischen Dermatitis

Bezeichnung	Symptome	Pflege
Subakute AD	Nicht nässend, Rötung, Schuppung	Reinigung: Klares, mäßig warmes Wasser, Pflege: Fett-feuchte Umschläge mit Ung. emuls. aquosum 40% (U.e.a.) vorher, dann je nach Ausdehnung des Ekzems feuchte Tücher, feuchte Strumpfverbände oder feuchten, nicht nassen Schlafanzug für ca. 2–6 Stunden
Akute trockene AD	Trocken, blutige Kratzspuren, Krusten, z.T. Schuppung	Reinigung: Wie oben, Pflege: Ung. emuls. aquosum 70% (U.e.a.) 1–2× tgl., Lipoderm®, Menalind®
Akute nässende AD	Nässend, schmierig, blutige Kratzspuren, z.T. Krusten, Juckreiz stark, Haut sehr verletzlich, besonders die Beugen	Reinigung: Wie oben, Pflege: Auf unbetroffenen Arealen siehe subakutes Ekzem

Äußerliche Behandlung	Naturwissenschaftlich-kritische Homöopathie
Rescue Salbe® oder 6 Rescue-Tr. in U.e.a ad 100.0) oder Bolus alba Salbe (Rp.: Bolus alba 15.0, ol olivarum 10.0, Vaselinum album 25.0)	Calcium carbonicum cum Quercu® (Temperament: ruhig, mollig, kühl), Sulfur D 6 (Temperament: fröhlich, unruhig, hitzig)
Kaliumpermanganat-Lösung (1 ml: 1000 ml lauwarmes Wasser), Bolus Paste (Rp.: Bolus alba 25.0, Vaselinum album 25.0), Bolus alba Wundsalbe (Rp.: Bolus alba 12.0. Talcum 12.0, Dexpanthenol 3.84, Aqua purificata 3.84, Vaselinum album ad 60.0)	Viola tricolor D 6, Graphites D 6
Kaliumpermanganat-Umschläge oder -Bäder (rosafarben); Zinnkrauttee-Umschläge oder Bäder (1 Messerspitze auf 1 l Wasser, 5 min ziehen, abkühlen, 1:2 verdünnen) oder Schwarztee (1 EL auf 1 l Wasser, 10 min ziehen) Tannosynt Lotio®, Bolus alba Wundsalbe (Rp.: Bolus alba 12.0, Talcum 12.0, Dexpanthenol 3.84, Aqua purificata 3.84, Vaselinum album ad 60.0)	Mezereum D6 China D 6

Bezeichnung	Symptome	Pflege
Infizierte AD	Rötung, einzelne oder verstreute gruppenbildende Eiterbläschen, bakterielle Infektion meistens mit Staphylokokkus aureus oder Streptokokken	Reinigung: wie oben, Pflege: Zinkoxidschüttelmixtur, sonst nur Pflege auf unbetroffenen Arealen, (siehe subakutes Ekzem), Wäsche und Kleidung wechseln, Hände- und Flächendesinfektion
Übergangsform	Verdickte Haut mit Vergröberung des Hautreliefs, Schuppung, kaum Rötung, bes. Hand- und Fußgelenke	1–2×/Woche Ölbad mit kalt gepresstem Oliven-, Sonnenblumen- oder Distelöl (Balmandol®, Balneum Hermal), evtl. mit Salzzusatz

Äußerliche Behandlung	Naturwissenschaftlich-kritische Homöopathie
Kaliumpermanganat-Lsg, Vollbad (1 ml: 1000 lauwarmes Wasser), anschließend Triclosan-Salbe (Rp.: Triclosanum 1.00, Unguentum emuslificans aquosum 49.0) oder bei nässender Infektion Triclosan Lotio (Rp.: Bolus alba 24.50, Triclosanium 1.00, Aqua purificata 12.25, Glycerinum 12.25), Eosin-Lösung-prozentige Lösung Bei wiederholten Infektionen nach Hautabstrich: Staphylococcus Injeel® oder Streptococcus Injeel®(Heel) 1 Ampulle s.c.-Injektion wöchentlich Bei Versagen: Fucidine Creme®	Antimonium crud. D 6, Hepar sulfuris D 6, Silicea D 6 Bei Versagen: Systemisches Antibiotikum
Abbau der Hautverdickungen mit Salicyl Vaseline 1% (Rp.: Acid salicyl Pulv Subt 0.5, Vaselinum album ad 50.0); Bedan Creme® oder Fidesan Creme®; Bolus Paste (Rp.: Bolus alba 25.0, Vaselinum album 25.0); Talcum Paste	Graphites D 6, Lycopodium D 12

Tabelle 8: Verlaufsprotokoll Asthma bronchiale

Asthma-Protokoll 0 = nichts, 10 = stark	**Montag**			**Dienstag**			**Mittwoch**		
Peak-Flow	8	12	20	8	12	20	8	12	20
30 % und mehr									
Bis zu 20 % mehr									
PEAK Soll									
Bis zu 20 % weniger									
Bis zu 30 % weniger									
Bis zu 40 % weniger									
mehr als 40 % weniger									
Husten	0 1 2 3 4 5 6 7 8 9 10			0 1 2 3 4 5 6 7 8 9 10			0 1 2 3 4 5 6 7 8 9 10		
Besser/schlechter									
Besser/schlechter als vorangegangene 24 h									
Hörbares Giemen	0 1 2 3 4 5 6 7 8 9 10			0 1 2 3 4 5 6 7 8 9 10			0 1 2 3 4 5 6 7 8 9 10		
Atemwegsinfekt/ Fieber	ja		nein	ja		nein	ja		nein
Sport	ja		nein	ja		nein	ja		nein
Welchen, wie lange?									
Getränke ml / 24 Std									
Medikament Welches, wie oft?									

onnerstag	Freitag	Samstag	Sonntag
8 12 20	8 12 20	8 12 20	8 12 20
1 2 3 4 5 6 7 8 9 10	0 1 2 3 4 5 6 7 8 9 10	0 1 2 3 4 5 6 7 8 9 10	0 1 2 3 4 5 6 7 8 9 10
1 2 3 4 5 6 7 8 9 10	0 1 2 3 4 5 6 7 8 9 10	0 1 2 3 4 5 6 7 8 9 10	0 1 2 3 4 5 6 7 8 9 10
ja nein	ja nein	ja nein	ja nein
ja nein	ja nein	ja nein	ja nein

Tabelle 9: Verlaufsprotokoll atopische Dermatitis

0 = nichts, 10 = stark	Montag	Dienstag	Mittwoch
AD			
Juckreiz besser / stärker	0 1 2 3 4 5 6 7 8 9 10	0 1 2 3 4 5 6 7 8 9 10	0 1 2 3 4 5 6 7 8 9 10
Haut besser / schlechter	0 1 2 3 4 5 6 7 8 9 10	0 1 2 3 4 5 6 7 8 9 10	0 1 2 3 4 5 6 7 8 9 10
Therapiebedarf weniger / mehr	0 1 2 3 4 5 6 7 8 9 10	0 1 2 3 4 5 6 7 8 9 10	0 1 2 3 4 5 6 7 8 9 10
Welche Medikamente? Welche Anwendungen?			
Schlaf nachts			
ruhiger / unruhiger	0 1 2 3 4 5 6 7 8 9 10	0 1 2 3 4 5 6 7 8 9 10	0 1 2 3 4 5 6 7 8 9 10
Schlaf von – bis			
Zahl, Uhrzeit, Dauer und Grund			
Mittagsschlaf			
ruhiger / unruhiger	0 1 2 3 4 5 6 7 8 9 10	0 1 2 3 4 5 6 7 8 9 10	0 1 2 3 4 5 6 7 8 9 10
Schlaf von – bis			
Zahl, Uhrzeit, Dauer und Grund			
Essen			
Probleme	0 1 2 3 4 5 6 7 8 9 10	0 1 2 3 4 5 6 7 8 9 10	0 1 2 3 4 5 6 7 8 9 10
Rotation Auffälligkeiten			
SLIT Auffälligkeiten Flaschennahrung			

onnerstag	Freitag	Samstag	Sonntag
1 2 3 4 5 6 7 8 9 10	0 1 2 3 4 5 6 7 8 9 10	0 1 2 3 4 5 6 7 8 9 10	0 1 2 3 4 5 6 7 8 9 10
1 2 3 4 5 6 7 8 9 10	0 1 2 3 4 5 6 7 8 9 10	0 1 2 3 4 5 6 7 8 9 10	0 1 2 3 4 5 6 7 8 9 10
1 2 3 4 5 6 7 8 9 10	0 1 2 3 4 5 6 7 8 9 10	0 1 2 3 4 5 6 7 8 9 10	0 1 2 3 4 5 6 7 8 9 10
1 2 3 4 5 6 7 8 9 10	0 1 2 3 4 5 6 7 8 9 10	0 1 2 3 4 5 6 7 8 9 10	0 1 2 3 4 5 6 7 8 9 10
1 2 3 4 5 6 7 8 9 10	0 1 2 3 4 5 6 7 8 9 10	0 1 2 3 4 5 6 7 8 9 10	0 1 2 3 4 5 6 7 8 9 10
1 2 3 4 5 6 7 8 9 10	0 1 2 3 4 5 6 7 8 9 10	0 1 2 3 4 5 6 7 8 9 10	0 1 2 3 4 5 6 7 8 9 10

SENS-E-Test (für Erwachsene)

Name   **Vorname**   **Geburtsdatum**

Bei der Beantwortung ist jeweils nur eine Antwortmöglichkeit zu wählen

Nr.	Item	niemals	möglich	häufiger	meistens	immer
1	Ich leide an der Unvollkommenheit und Ungerechtigkeit der Welt.	☐	☐	☐	☐	☐
2	Die Stimmungen anderer Menschen beeinflussen mich.	☐	☐	☐	☐	☐
3	Ich neige zur Schreckhaftigkeit.	☐	☐	☐	☐	☐
4	Verkehrslärm, grelle Lichter oder Martinshörner bereiten mir Unbehagen.	☐	☐	☐	☐	☐
5	Es interessiert mich sehr, was andere über mich denken.	☐	☐	☐	☐	☐
6	Wenn ich oder mein Kind krank werden, denke ich rasch an Komplikationen.	☐	☐	☐	☐	☐
7	Schurwolle oder andere raue Textilien empfinde ich als unangenehm.	☐	☐	☐	☐	☐
8	Im privaten oder beruflichen Umgang nehme ich atmosphärische Störungen früher wahr als andere.	☐	☐	☐	☐	☐
9	Ständig lautsprechende Menschen empfinde ich als unangenehm.	☐	☐	☐	☐	☐

Nr.	Item	niemals	möglich	häufiger	meistens	immer
10	Das Wohlbefinden der Menschen in meiner Umgebung ist mir wichtig.	☐	☐	☐	☐	☐
11	Von übersinnlichen Vorgängen fühle ich mich stark angezogen.	☐	☐	☐	☐	☐
12	Ich habe einen empfindlichen Geruchssinn.	☐	☐	☐	☐	☐
13	Stimmungsvolle Anlässe, wie Ehrungen, Trauerfeiern oder traurige Filme können mich emotional sehr bewegen.	☐	☐	☐	☐	☐
14	Schlimme Kindheitserlebnisse kann ich nicht vergessen.	☐	☐	☐	☐	☐
15	Ich neige dazu, an mich selbst zu hohe Anforderungen zu stellen.	☐	☐	☐	☐	☐
16	Ich nehme Dinge und Vorgänge in meiner Umgebung intensiver und gefühlsmäßiger wahr als andere.	☐	☐	☐	☐	☐